换个角度悟中医之变形记

发现体内螺旋力，从病态，到复原

王买亮 著

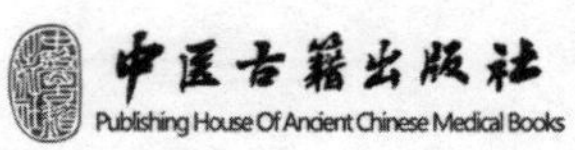

中医古籍出版社
Publishing House Of Ancient Chinese Medical Books

图书在版编目（CIP）数据

换个角度悟中医之变形记：发现体内螺旋力，从病态，到复原 / 王买亮著 .-- 北京：中医古籍出版社，2018.6

ISBN 978-7-5152-1677-5

Ⅰ.①换… Ⅱ.①王… Ⅲ.①中国医药学—研究 Ⅳ.① R2

中国版本图书馆 CIP 数据核字（2018）第 056741 号

换个角度悟中医之变形记：发现体内螺旋力，从病态，到复原

王买亮　著

责任编辑　朱定华

出版发行　中医古籍出版社

社　　址　北京东直门内南小街 16 号（100700）

经　　销　全国各地新华书店

印　　刷　天津中印联印务有限公司

开　　本　710mm × 1000mm　1/16

印　　张　16

字　　数　220 千字

版　　次　2018 年 7 月第 1 版　2018 年 7 月第 1 次印刷

书　　号　ISBN　978-7-5152-1677-5

定　　价　42.00 元

序一

买亮是一名热衷于中医事业的热血青年，以其独特的思维勇于创新，为中医治疗开辟了一条新的路径。我与买亮相识多年，对他的一些治疗原理也颇有体会，尤其是变形记原理与螺旋力原理。

看完《换个角度悟中医之变形记》的文稿，我由衷佩服他。这几年我在体悟《黄帝内经》，与买亮的交流变得少了。这次品读后，才意识到买亮的变形记与螺旋力理论体系已日趋成熟。

买亮的这本新书，其实是一本很直白的人体使用说明书。对于广大读者而言，只要日常按照他教授的方法去做，就可以起到一定的治疗或者保健功效；对于医者同仁而言，可以拓展一些临床医学思维，提高自己的临床业务能力，从而帮助更多需要解除病痛折磨的患者。

本书记载的多套针法，都是买亮的心血。因为大爱，才得以公之于世。让天下有缘人得之，让患友受其恩惠。在这些针法面世之前，买亮研发了很多疗效独特的针法。但当时苦于对医者的要求很高，不能普及。后来，他挑灯夜战，查阅古今医籍，才有了现在面世的这些简单特效针法。可以说，我见证了变形记成长、成熟的每一步。

这些针法所扎的部位都在关节处，没什么手法，疼痛极少。这恰好是《黄帝内经》中“所言节者，神气之所游行出入也”的临床真实应用。具体如何操作，大家只要仔细阅读，按照所述要领去做即可。以下，是我当时与买亮交流变形记与螺旋力时的一些真实文字记录，希望能启发大家的思维，让广大读者与医学同仁，能更清晰地解读买亮的中医治疗原理。

变形记：

为什么旧车越来越偏？因为车变形了。为什么经常走好路的车子寿命长，经常走差路的车子寿命短？因为差路容易导致车子变形。天地万物，都有一定的自我恢复功能。但是，变形大了，就慢慢地恢复不了了。人体也是一样，为什么讲节饮食、辟邪气、思虑清净呢？就是为了让五脏六腑不要变形太大，以免发展到后面自身无法调控的地步。比如暴饮暴食，这就是典型的因为变形过大而改变了胃的形状。

让车子尽量长寿，无非做到两点：一是让它们的润滑性好，二是少走差路。同样，人体为什么会松弛？无非是改变形状过大，没有能力恢复，这就是火神派的长处！另一个是湿过重，这是桂枝法。还有一种就是润法，就像加机油，就是说不能废弃滋阴法。

人体变形后引发的诸多疾患无非一个“堵”字，其治疗无非一个“疏”字。这个“堵”字，变形记可以解释。这个“疏”字，螺旋力可以松解。《黄帝内经》中有九字真言可以明之：“开凑理，致津液，通气也。”

螺旋力：

地球的转动，本质上是每个点都在转动，每个点都是枢机。胚胎模仿地球旋转，所以才不会打结，右边到左边，左边再到右边；上面到下面，下面到上面；里面到外面，外面到里面；前面到后面，后面到前面。人体上下、内外、前后、左右的脏腑肌肉都是一个点。分开是一块一块的肌肉，整体其实就是一块。当身体某处受损变形时，这种刺激信号会螺旋式沿着相应点传递下去。比如腰部外伤，会牵扯腹部，会牵扯对侧，会牵扯上下，是一个立体的伤病。

可以说，变形记与螺旋力，是买亮中医系列的灵魂，也是他所开创的这一条中医道路的大方向。

本书即将出版，这将是医学同仁、广大学子和众位患友的一大幸事。有幸为之作序，实感惶恐之至！

高小能
2018 年 1 月 3 日于万易堂

序二

我和王买亮医生是广州中医药大学校友，我年长他几岁，算是师姐。买亮的《换个角度悟中医之变形记》还在大家手中传阅，这系列的第二本书就已出版在即，由此可见买亮医生的勤奋。

接触买亮，总会被他的全神贯注与活力所感染。看病、讲课、钻研、写作，没有倦怠，只是全力向前奔跑。

买亮很急，行动快、思路快，有时你会跟不上他的头脑风暴；买亮很稳，在治疗方案和治学上，一路脚踏实地、实事求是。

当年和买亮的一次讨论至今印象深刻。

2015 年，屠呦呦先生因为青蒿素获得了诺贝尔医学奖。医学界争议很大，无非是这一殊荣到底属于中医还是西医。当时我们也讨论了这个问题。

我的观点，虽然理论来源是《肘后方》，但其应用西药药理来使用和推广，所以是西药。买亮的观点，青蒿素是天然植物的成分，属于中药的范畴。但它用现代工艺改良了提取方法，以西医临床研究方法证实有效，它是中医的，也是西医的，它挽救了数百万人的生命，它是中药还是西药并不重要。

希望医学界都能听到买亮的声音。

我们家族几代为医。民国时期，太爷爷让爷爷兄弟二人分别学习中医和西医，他认为，中西医都好，未来注定是中西医汇通的时代。

当我决定报考中医药院校时，家族长辈教导我要以终为始，学医的目的是为了治病救人，只要是对病人有利的诊疗方法都是手段，要兼容并蓄。

当我沉迷于中医典籍，一度有些排斥现代医学检查的时候，外公张敬学先生察觉到了我的倾向。他说，你换个角度想想，理化检查是一种辅助手段，西医借助了这个手段，中医也可以。

《道德经》有云，“常无欲以观其妙；常有欲以观其徼”，执着于区分是中药还是西药，是中医还是西医，就是“有欲”的状态。治病的关键，不在于分别心，而在于充分理解人体的精妙，领略中西医的各自妙处。

扎根在临床第一线，买亮首先是一名医生，其次是一名中医。他没有困在传统中医的条条框框里，而是吸收各家所长：西医理论、心理学、哲学、运动医学、营养学等，最终形成了他一整套治疗体系，且他还正在废寝忘食地不断精进着。

最后衷心希望，买亮在他的医学探索的道路上心无旁骛、发足狂奔，成为大家的学术带头人，成为“换个角度悟中医”的探索者。

李玢博士

2018年1月1日

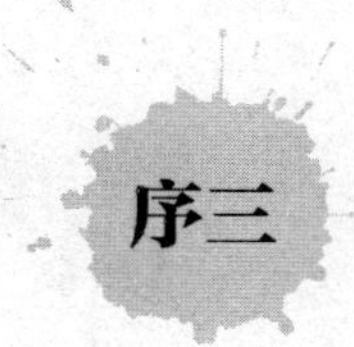

序三

人生在世，其必有疾。

人之有疾，必有法医。

有疾无法，生命难系。

有法不知，医之罪也。

买亮贤弟，道禅武医实修之人，敏而好学，博采众家之长，其对医学尤为精通。我与之相识，还是源自一位患者介绍，那时常与之聊影像脉学。平时众友诗酒共挥，他多有宏论。

医学书籍，足以汗牛。时过境迁，所有医学发展，终不过是对上古《内》《难》医学的研究和证明。

中医讲气的升降沉浮，讲气的一气周流。

但买亮研究却认为，仅一个圆，并不是中医的全部，圆是以螺旋力的方式在运动！

而螺旋力，乃神秘之力！

人祖羲皇娲母，一人持规，一人持矩，人首蛇身，呈螺旋纠缠，一阴一阳谓之道，此天道之规矩！

近世量子医学，发展迅猛，量子竟也是呈螺旋纠缠，有物质就有阴阳，阴阳变化，不离天道规矩。

买亮的以上观点，可谓角度新颖，且将中西医之理论融会贯通，读后让人感慨、感悟。

买亮的《换个角度悟中医之变形记》一书读来，有问有答，浅显易懂，颇有妙趣，能引人迫不急待地看下去，尤以各种治病妙法，或以病类方，或专方专病，或针或药，若医家置于案头床头，随手翻阅，每于临床不逮之时，必定灵光一现，信心重拾，真医者之锐矛坚盾也！

医道通仙，为医者必定是修行之人。所谓修行，不离“慈悲”二字。“慈”字，心上双玄，双玄者，玄索互结，螺旋上升之力也，心慈，自有上天拔助之力也！“悲”字，心之力透坤地真通于天。故曰：为医者必修慈悲之心，才可以通天彻地，以增济世救人之功也。

故买亮此书前篇从《楞严经》《六祖坛经》讲起，中篇参以《周易参同契》，篇末讲释《道德经》，足以见买亮贤弟拳拳之心也！

吾从未给人写过序，但买亮发来书稿，读来令人豁然开朗、意犹未尽，感悟颇深，故乐为之序！

董俊佐

写于蓉城艾痧堂之右

时戊戌年立春之三日晨

序四

作为一位求医者，王医生的年纪之轻，与他的行为之怪诞，都给我留下了深刻印象。听闻此人以而立之年纪，已积累十年乡村行医经验，一度成为都昌红人，深受百姓信任，乃至媒体热捧，于广州未见其人先闻其“神医”之名。乃至初见其人，虽不知有无“名老中医”的手艺，却不失“名老中医”的脾气，或呵斥，或教训，或冷眼相对，或拍案而起，常令求医者无所适从，甚而怀疑自己。

然而调笑之余，我却仍然深深信任他，这大概源于他另外两个特点——认真与善良。跟随王医生治疗的一年以来，常感到他虽每每于人前呈放浪形骸之表，然内心却不改乡村医生之志，草鞋踏破地求医问道，废寝忘食地钻研医术，乃至看诊时细心体察患者，讲课时不吝与同道分享成果。他的认真与善良，出于本心，不矫不饰，于今世尤为可贵。

王医生初来广州时，我曾打趣称要拜师学艺，他的拜师条件是熟记《伤寒论》。而在他自己，绝不仅仅是《伤寒论》，中医典籍，他是花了苦功夫、笨功夫，一部部啃下来的。然纸上得来终觉浅，在临床的实践中，他虽为中医，却始终在运用科学的方法，来一步步地假设、求证、推论。

我们都知道，现代科学的研究方法，是首先提出问题，然后寻找论据，最后发展成理论。从严格意义上讲，任何科学理论，都是建立在实践的基础上，有适用范围和适用时限。而科学进步的意义，绝不在于固守现有理论，而在于大胆假设，小心求证。西医的发展，正是解剖与临床的发展，乃至现在的基因工程，都来自于实验积累和临床应用。所以西医从来不打包票，只谈概率，这是开放的、随时准备被推翻的科学态度。

而王医生在中医的道路上，也正是这样实践的。临床十余年，他积累了一些治愈的病例，也遇到了更多不能攻克的难题，尤其是来到广州行医的一年里，环境的改变带来了更多的挑战，他虽苦闷，却坚持思考，坚持读书，坚持总结成果并推而广之。他开发的每一套针法，都无偿公开，正是希望获得更多临床反馈的支持。至于每个人都在感慨，王医生变得太快，新东西太多，其实这正是他在不断推翻自己，修正自己的过程。

而带着问题找答案，是他独有的科研式读书方法，我认为也是他进步如此之快的原因。我常常笑他这辈子也不会发财，并不是因为他没有能力挣钱，而是因为赚来的钱他都用来买书了，看诊时也常接到送书快递的电话。大概是因为要一边工作一边继续学习，没有办法常常泡图书馆，所以他只好尽己所能地把自己的家变成图书馆。然而，唯有主动思考的人，才能区别于一般读者的被动接受，才能深入研究与创新，将故纸堆为己所用，继而发展出自己的理论体系。这实在是科学方法在中医的实践，不再只是埋头于典籍或纠结于某一种理论或某一个医案，而是能够灵活发展地看问题。在此基础上，他提出的种种理论，如影像、螺旋、变形、打结、腺颈等等，无一不是深入浅出，经得起实践和推敲的。时代在发展，中医也需要发展，患者更需要和时代同步的中医。他常常说不希望他的徒弟也成为王买亮，实在是每个医生的思考角度和眼光不同，或许谁也不可能成为第二个王买亮。

而比医术更重要的，当然是医者仁心。初相识时，我一直苦劝他回故乡继续发展自己的事业，希望他成为都昌的聂继模，造福一方。虽然他选择留在广州，然而先患者之苦而苦，以患者之忧而忧，王医生无时无刻不以此自省。从以小见大的生活保健妙招，到饱含感情动人的催眠词，再到时刻为患者实际考虑的处方配伍，和少玩手机少吃肉的谆谆叮嘱，都是一个医生在从身到心去关怀病人，尽己所能地去体谅病人。广州的行医经验，他常常称之为痛苦，然而又何曾有蜕变不痛苦的？眼见他于近一年来，渐渐已少了那股拍案而起的冲劲，却多了一丝于无声处的慈悲，医者见众生，尤忌不仁，我希望他能珍惜并常常修养这一份仁心，乃至宽厚。

回到书本身。本书在第一本《换个角度悟中医之变形记》理论阐述的基础上，集结了这一年来王买亮医生结合大量临床新发展出来的中医理论，并包括他的徒弟们在各地的实践心得，以及患者听众们的网络听课反馈，以“理论＋实践”的方式，从授业剖析到解惑对话，形成尚算完整的五大篇章。我是门外汉，于医术不能提出见解，却在拾人牙慧的一年里，身心俱有进益。唯望此书付梓是王买亮医生个人行医道路的一个小结，更是一个起点，他的这些思考能够普及应用，给同辈及后学在漫漫的求索之路上垫一垫脚，已是功德。如能因此得到更多实在的病例反馈，为未来的发展积累实证，则更为一桩益事。

倏忽一岁，回望与王医生识于病中，彼此都恰逢际遇，惶惶于人生的岔路，不知何处是坦途。如今那个少年壮志不得酬的苦闷小子已于几次进退之间，渐渐安定，更添稳重，书不尽言，言不尽意，戊戌在即，遥祝此书如期上市，辞别旧岁，迎启新年。

丁酉岁末 为友买亮序 莫离

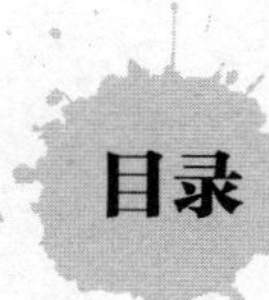
目录

第四章　生活保健妙招

第五章　中医与催眠

附　录

第一章

身心变形记

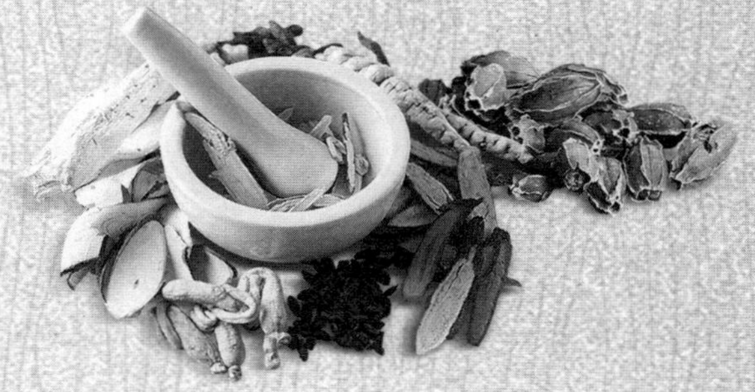

变形记——我们医学体系的核心

变形记，它是我们要阐述的这个医学体系的核心，后面要讲到的螺旋力，其实也是从变形记演变而来，所以它的概念很重要。

变形记，可以用佛教看待世界生灭变化的基本观点——“成、住、坏、空”四个字概括。如果我们仔细琢磨，会发现世间万物，没有哪一个事物能脱离这四个字所包含的范围，可以说，世间万物都在这四个字里轮回不息。生命从受精卵开始就在不断地变形，每个人的生命都包含在这种不断变化的过程中。“成”的过程，有很多条路，比如制作一张桌子，每一个细节都会影响桌子的耐用和美观。我们人也是这样，生命从精子、卵子、受精卵、裂变……直到成年，每一个细节都会影响我们的体质和外貌。变形如果走上岔路，可能就会导致我们变得体弱多病和其貌不扬，而身体的每一次变形都是呈现出螺旋纠缠的态势，也就是我们讲的牵一发而动全身，因为人体为了维持相对健康、相对平衡，有一个点发生变动，全身都必须去配合它做改变。

我以前走路时左脚着地比较重，最近我试着转螺旋圈，发现当我的肩胛打开一些后，走路都轻盈了。所以如果光盯着去调骨盆，调长短腿，改变的意义是不大的，因为在我的肩胛附近，身体内部已经形成了死结，“大筋緛短，小筋弛长”。我最近有了新的体会，我在给自己做螺旋力塑形时，发现身上有很多条索状的筋条。一开始没想那么多，我就想着拨开，拨的时候就想，这是为什么呢？后来想通了，因为我以前老低着头，那么颈椎有些筋就会弛长，长期姿势不好，筋长期弛长，身体就会把它收起来。比如我们用绳子绑东西，多出一段，我们就会把它卷起来，那多余的一段，即使我们不卷起来，也会形成死结。

所以这样一看，《易筋经》有多伟大！“大筋缨短，小筋弛长”，说的是因果关系。我以前看《逝去的武林》，里面说那位师父人很瘦，人家挑战他，还没看清楚，那人就飞出去了，我相信是真的。你说我们一只手打出去，就是用一只手的力气，一只脚踢出去，就是用一只脚的力气，甚至一只脚的力气都没用出来，因为很多人脚都踢不直，抬不高，如果我们练到浑圆一体，一个手指点出去都是全身的力量，就像人体化为一个点，那发出去的力量真的不可思议。

师徒问答

（一）

徒：长期低着头，颈部筋弛长，身体对应的另一个地方的筋会缩短吗？

师：多出来的那一段，身体会卷起来。

徒：老师，请问有的是天生韧带或筋松弛，也有可能修复是吗？比如有人的柔韧性十分好，关节不稳定容易脱臼的。

师：这个要具体分析，有可能有些东西没发育好甚至直接没长。

徒：遇到先天性的这种情况，基本上都是全身性的，只不过个体程度不一样。有个词说是“先天性全身韧带松弛”。

师：这个问题我没治疗过，不好妄加评价。

徒：颈椎这块筋被拉长，那么腹部（另一个地方）的筋会缩短吧？

师：腹部长出来的那一段筋会打结，因为身体要维持相对平衡稳定。

（二）

徒：变形记的诊断中，除了转螺旋圈发现阻滞点之外，还有哪些诊断方式？比如说腕部受伤导致胃部疾病，但如何诊断出是在手腕部呢？

师：把脉。但我不用，太耗神。

徒：螺旋力塑形也是像转螺旋圈一样，找阻滞点然后转开吗？

师：是的。“大筋緛短，小筋弛长”是因果关系。筋长了，就会打结、緛短。以前我一直在想大筋是哪些筋，小筋是哪些筋，其实打结的筋就会变大。

（三）

徒：老师，背部好累，是这种天气造成的吗？特别想刮痧。

师：可能是皮部湿浊重。

（四）

徒：寒、湿、热、郁、瘀、毒等都可以导致筋膜变形啊，不一定是某处变形导致另外一处变形吧？

师：是，所以身体在不断地变形来调整平衡。

徒：所以转螺旋圈不一定能发现原始病因，是吗？

师：是啊，只要松开了，身体往好的方向变形就可以了。

（五）

徒：变形记体系治疗可以用中药吗？还是主要是针灸推拿？

师：怎么不可以，皮部汤就是典型。

徒：皮部汤主要属于外螺旋对吧？

师：螺旋不是一个吗？分内外讲，只是为了好弄明白“三焦膀胱者，腠理毫毛其应”的意思。

（六）

徒：我还以为变形记的立极点主要是筋膜呢！

师：肌肉呢？骨骼呢？血脉呢？

徒：因为看亮哥的书上提到陈潮祖的理论就以为是偏向于筋膜了。

师：那就全部是它了？

徒：难怪五体都可以作为立极点。

师：嗯。

心能转物，即同如来

《楞严经》云：“心能转物，即同如来。”意思是一切圣贤，能转万物，不被万物所转，随心自在，处处真如。释迦牟尼佛证成无上菩提，将其心境一一表露无遗，这是心地解脱的意境。

物，指五欲六尘，山河大地，乃至凡人事物。修行者的心地不被外物所扰动，自性即如如，如如之性即如来。普通人就是见境生心，思物染尘，不得自性自在，被外物所牵制，因此心地被物所役，称之为众生；心能役物，称之为如来。

我们说的成、住、坏、空，指的就是物理现象界的迁流变化，佛教叫作无常。而如何让现象界的无常变化，符合我们的期待，让我们的身体从不健康到健康，让我们的形体从不美到美，让我们的骨骼肌肉从不协调到协调，就是要靠我们内心的觉察力。这也是为什么《黄帝内经》也以修心为第一要务。

简而言之，内心有定力，能自主自在，不被外物所惑动，即是如来；心不能转物，被物所转，即是众生。我辈凡夫，因为妄想所障，所以被万物所转，好似墙头上的草，东风吹来向西倒，西风吹来向东倒，自己不能做主。有些人终日恍恍惚惚、疏散放逸，心不在道，虽做工夫，也是时有时无、断断续续，常在喜怒哀乐、是非烦恼中打圈子。眼见色，耳闻声，鼻嗅香，舌尝味，身觉触，意知法，六根对六尘。没有觉照，随他青赤黄白、老少男女，乱转念头。对合意的，则生欢喜贪爱心；对逆意的，则生烦恼憎恶心，心里常起妄想。其轻妄想，还可以用来办道做好事，倘若粗妄想，则有种种不正邪念，满肚秽浊、乌七八糟，这就不堪言说了。

《礼记·大学》中有“心不在焉，视而不见，听而不闻，食而不知其味”的说法。这也是说修心而不为外物转，才能修身齐家治国平天下。

一切事物都在变，我们的生命也是如此。一切变化皆有两面：有利的一面，不利的一面；光明的一面，黑暗的一面。一切事物对于我们的根本大事，同样有以上两方面，就看我们会不会用，会用就能转。

对于物欲，定力不够，就会被其所转，让自己身心陷入贪、嗔、痴、慢的情绪中执着固化，难以出离，这就是损耗身心健康的速死之道。而内心淡定的人，会主动选择合道的生活方式，管理好自己的习气，平衡好自己的身心状态，保持《黄帝内经》所谓“恬淡虚无，真气从之，精神内守”的状态，自然就不会有太大问题。

师徒问答

（一）

徒：老师，我在转螺旋圈的过程中，发现大椎穴附近还有两侧夹脊穴比较难转开。有时候身体会自发地转圈，会出现往右一圈然后再往左一圈的现象，这样对吗？

师：是的，螺旋圈转到后面，就没有固定的套路了。推荐大家看看《牙齿真要命》，里面有一些螺旋力和变形记的内容。之前我让大家转口腔里的两个点，《牙齿真要命》里明确提到口腔黏膜和肌肉变形扭曲，转我讲的这两个点可以松解开（注意力放在11号和13号点那一片，顺三圈再逆三圈，不断重复）。

徒：六邪是螺旋圈的六种变形吗？

师：有点像，但两者不能画等号。

（二）

徒：转螺旋圈跟站桩要求的松，道理是一样的吗？

师：是的。

徒：站桩的时候也能体会到骨头自动复位的感觉。

师：专注入静就能进入修复。

（三）

徒：治疗过程中身体一些部位感觉发凉或者发热，都是修复的感觉吗？还有，转螺旋圈时，原来是转久了人会头晕，现在是转了两圈人就头晕，这是为什么呀？

师：这两种情况都是由于板结、粘连松解开后，神经的卡压状态被打开了，就会出现这样的情况。

徒：老师，身体为什么有时候是发热，有时候是发凉呢？

师：人体气血的运行状态不同，卡压得厉害一般是发凉；卡压得不是很厉害，一般是发热。

徒：我转螺旋圈时，大椎穴感觉发凉，用手摸也是感觉很凉。

师：气血循环加快了，是好事情，要加强转螺旋圈。

徒：还有，为什么有时明明是身体左侧不舒服，但是转螺旋圈时，却是身体右侧有卡压点。

师：看看X线平衡疗法，或者读读《黄帝内经》,《牙齿真要命》里面也讲到了这一点。

（四）

徒：老师，泡了几天皮部汤，感觉小腿更有力气了。

师：要多泡。

（五）

徒：老师，变形记的原理可以用螺旋力的原理去理解吗?

师：螺旋力来自于变形记。

徒：老师，刚刚再去翻看之前讲的变形记内容，说身体受各种因素的影响，一直都在不断地变形，修复的过程就是消除炎症的过程。那要怎么样才能修复好呢？和变美怎么联系起来?

师：大家想要变美，要做到：转螺旋圈、轮流扎二十套针法、心情保持平静、改变不良的生活习惯、纠正不好的姿势。

徒：在这个过程中，身体也在双向调节，炎症也就慢慢在修复过程中消除了吗?

师：是的。

（六）

徒：老师，我母亲大便不正常，刚开始转螺旋圈挺管用的，通便正常，后来继续转又不管用了。

师：可能是因为肠道弱，可以扎排水针法和无极针法。

徒：老师，不扎针的话，有什么能增强肠道功能的办法？扎针暂时没学会。

师：可以用皮部汤泡脚。

减肥就是塑形

我从小就胖，考研之后达到顶峰。曾尝试过减肥，结果无功而返。人人都说“心宽体胖”，可我偏偏心不宽体却胖，为此苦恼良久。

今年五月份学习排水针法及排胃水针法，本着“实践出真知”的追求，陷入了自己给自己扎针的模式。这画面想想都起鸡皮疙瘩，当年红遍大江南北的容嬷嬷，可都是拿针扎的紫薇、小燕子。这黄嬷嬷自己扎自己，脑子有病吧？要这么想，你可就大错特错了。容嬷嬷扎针，可是摧毁其身体毁灭其心灵的。黄三胖给自己扎，身体可是越来越好呢。

刚开始给自己扎，嘟着嘴皱着眉大喊大叫，后来被针灸的疗效深深折服，从此沉迷其中、无法自拔。说起来惭愧，一年前本科毕业时，还是个别人一扎我就要哭天喊地的熊孩子，怎料三个月，性情大转变，胆子肥起来，连阳和针都敢“自扎成材”。

也怪师父，那时候没事净思考五行合化针法、影像手针。手掌手心手指头，怎么可能不痛，毕竟十指连心啊。今年出来的这几套针法，腹部、四肢穴位居多，扎起来疼痛指数骤降，幸福指数就爆表。

扎针会越扎越上瘾，越扎越有感情。慢慢扎下来会发现：第一，扎针确实没以前那么痛了；第二，身体越来越好，愿意克服心理恐惧；第三，亮师安排让我讲课，不给自己扎几次，怎么能讲出感觉？

最初扎针，是想调理好身体，瘦身之事另当别说。胖不是我的错，但胖得不健康可就大错特错。作为一名医生，我很清楚减肥之事得从长计议。二十多年养成的坏习惯、臭毛病、小脾气，想要调整过来，并非易事。所以追求健康，要有足够的耐心。况且，针灸、汤剂只是辅助，更多需要靠自己打开心结，改善生活习惯，戒除坏毛病。

减肥需要定力，更需要耐心。很多人一开始扎针，没瘦个 5 斤就觉得医生是骗子。那我问问你，长这些肉需要多少时间？所以瘦下来也不是一小时两小时，一次两次能做到的。

况且临床观察发现，针灸后的三天，身体变化更明显。因为针灸作为辅助治疗，带动身体去调整，过程略长但整体疗效可观。

又有人抱怨，医生，我扎完针怎么肚子越来越大？嗯，我比你更苦恼，这几天我又陷入了这种苦恼。况且每套针法，我都亲自实践过。

肚子越来越大，是因为深层的慢性炎症激发出来，而炎症的消除、垃圾的处理需要时间。但身体是不是在好转，需要靠我们去觉察：身体是不是越来越轻松？胃脘部有没有更舒服？睡眠质量有没有提高？甚至心情有没有更美好？

经过几天的修复，我们可以观察皮肤、二便的颜色是否变亮，以及高低肩、长短腿、虎背熊腰，是不是在发生改变？生活、工作的精神状态，是不是越来越好？

人体的改变，牵一发而动全身，所以要多留意，每天进步一点点，一个月两个月，一年半载，时间久了可就汇聚成大海了。别忘了，“高高山顶立，深深海底行”。与此同时，美白更需要勇气，这话我可一点没骗你。

四月份泡皮部汤，脸上沉积的毒素被激发出来，面色反倒越来越暗，毛孔越来越粗大。甚至有人开玩笑说：“你都这么黑了，怎么还有脸出门？”我厚着脸皮，回一句：“嘿嘿，无所谓，反正我不要脸。”这样黑了二十多天，黑到自以为活不下去的时候，忽然某一天，幸运之神降临，哇，额头白了一大片。

第二次这样的蜕变，是在7月份的例假期间，当时扎生殖排毒针法和排痰针法，背部和脸上破天荒地长痘痘，化脓；皮肤黑出新高度，比第一次更甚。但因为有了经验，我再也不愁眉苦脸，更不会大喊大叫。就这样坚持半个月，又白出新高度，甚至被一个姐姐误以为我是化了淡妆出门。

怎料白了不到三天，我为了实践淋巴排毒针法，毅然决然“舍身取义”。所以，你们用脚趾头都可以想到，我现在又陷入了第三次“黑历史”。

排毒的过程，就是破茧成蝶的过程。没有一番困苦，怎么能美出新高度？所以想变美，就要舍得豁出去脸皮。

针灸有局限，所以还是选择皮部汤泡脚，并内服中药；再加上继圣堂的鼻咽散、美白散和足贴散等配合使用。

一开始，以为会以时间和金钱为借口半途而废。后来发现身体明显好转，沉浸其中，乐此不疲。每天傍晚，在阳台上煮皮部汤、煎中药。然后泡着皮部汤，啃书，喝碗中药。这日子于我，比饭局唱歌惬意得多。

年轻时，我们总觉得，化妆品、护肤品最亲密，衣服首饰最美丽；可年老时，我们才会发现能挽回生命的，从来只有医和药。

外表的美丽，并不是不重要，只是与健康相比较，它没有那么重要。或者，我们在追求美貌的同时，兼顾身、心、灵三大因素，会更具价值。

有人说害怕扎针，又不想喝中药，怎么办？很简单，换个思路呗。觉得针灸痛，西医点滴更痛吧，那个留置针可比我们常用 0.25 × 40mm 针灸针粗太多；说中药难喝，西药也不见得好吃呀；嫌煎药太麻烦，现在有代煎快递上门服务。虽然效果差一点，但喝总比不喝强吧。

有人说，黄三胖，你现在瘦成黄三瘦，但还是比别人胖呀。对呀，我好像还是比别人胖，我还是没有那些小瘦子瘦哎，怎么办？很伤脑筋呀。

人总要认清现实，这毕竟跟基因有关嘛！就像王老师自嘲说再帅也帅不过王凯（虽然在很多人眼里，人家硬是靠医术和人品帅过了王凯的 N 次方，但在这里，我们只谈外貌）。

同理，我再瘦也很难瘦过郑爽。毕竟基础太牢，轻易不地动山摇。可是，我们为什么要跟别人比，跟自己较劲，寻不开心呢。

我们应该正视自己，与过去相比。我们比过去的自己更好，足矣。

再说了，相由心生，有时候要客观分析外在原因，反求诸己。而恰到好处的修行，则是改变相貌的另一重要法门。

幸福，源于内心对自己的高度认同，管别人口舌太多，累的是自己。

医者的精神

大夫难做，中医更是，一个大夫的好坏，绝对跟修行功夫有关。为什么这么说呢？人活于世间，病人经历的，大夫一样都不会少，凡尘琐事，都会扰动内心。西医还有检查可做，当然中医也可以做检查，但病机看检查没用，检查只能参考。把脉之要，“虚静为保”，其实望、闻、问、切，都是“虚静为保”。所以我给人看舌头，收诊费，不仅仅是平时学习花费巨大（前几天花了一万二，买了个方子和几句话），还有平时的修持，需要很多的功夫。一位大夫，太死板不行，毕竟活在世间，世间法得遵行；太活泼不行，因为太活泼，心思就散了，所以很难拿捏得准。

我圈子里有很多中医同道，几乎除了同道就没朋友，要办点啥事，只能找病人。但跟病人的感情又不会太深，因为在一起应酬的很少。我上次跟师姐说，如果让我再选一次，我不会选择学中医，不是付出巨大回报又少的原因，主要还是因为，即使自己那么努力，还是有那么多的病治不好。我后来游学，拜访了一些治疗癌症的高手，也是九死一生。我后来又想，如果治不好，病人都快死了，还让家里花那么多钱，那不是让人家最后人财两空吗？所以我现在不接癌症，不接世界性的疑难重病。

最近一直在读《六祖坛经》，加上不接那些重病，有人咨询，也不会夸大中医，夸大自己，一切随顺缘分，感觉四诊功力在提升，对人体、对病机的认识在提升。执着于提升医术，执着于振兴中医，都会让自己疲惫不堪，不是风动，不是幡动，而是心在动。心无分别执着，医术却好像开始不知觉地提升。建议大家，有空可以读一读《六祖坛经》。没有好师父指导，尽量不要打坐。“大千世界一禅床”，坐不是禅，卧不是禅。

医学本就有局限，不管中医还是西医。曾经有三个我治疗过的癌症病人，让我到现在还在时时反思。第一个是马大哥的老爸，我接手治疗的时候，广州某医院诊断说不可能起床，就这样瘫痪着躺在床上准备离世。后来吃了我开的药，竟然能起床走路了，当时增城的老百姓都震惊了。可是两个月后病人又倒下了，我还坚持要抢救，做脑部 CT，癌细胞一点都没小，后来家属死心了。如果癌细胞数量减少一些，估计家属都会觉得有希望。

第二个是一个小姑娘，经过放血和吃中药，当时的腹水消了，但癌肿块也没小。第三个是九江的一位大姐，我不肯接收这个病人，因为当时把脉发现有转移，但检查结果说没有转移。调理后，各项指标正常了，睡眠也好了，她的各项指标已经几年没正常过了，好几年没睡好过。半年后，胃痛，全身扫描发现是胃癌复发，后来很快就离世了，那段时间我几乎整晚整晚的不睡觉。九江的大姐找了中医界一位非常权威的名医看，那名医说可以治好，人家把房子卖了找他看病，别说治好，半年就转移了。不知道为什么这个年代神医特别多，这么多人不是遇到奇人传授，就是无师自通，或者自病自救而悟了医道。现在的中医医生神化中医的作用，其实目的还是为了神化自己，以便于敛财。

那个九江的大姐非要我治疗，虽然最后她的病情恶化时没人怪我，但看到她那么痛苦衰弱，感觉自己很没用。西医从没跟病人说一定好，只分析几年生存率，当然西医有很大的弊端，但中医又何尝不是。上次有个病人的老爸非要找我看癌症，我说我没把握治好，最理想的结果就是延长他的寿命，不理想的结果就是让他舒服地离开。病人的老爸三个月能吃能喝，还能打牌，后来突然“走”了，他的家人都很感激我，说让他老爸少受了罪。如果我们都客观求实，病人自己选择花钱，最后没治好，又怎么会攻击中医呢？

师徒问答

（一）

徒：如果没有好的师父指导打坐，那可以站桩吗？

师：站桩也需要师父指导，不然很容易出事。

徒：老师，我想问像您医术这么高明，在我们心目中都是久仰大名了，可是却连您都想放弃癌症，那癌症病人该何去何从了？

师：治疗癌症，花了钱，最后病人还是“走”了。自己心里接受不了这个结局。

徒：老师的意思是不是对生命要有敬畏之心？

师：不仅仅是敬畏。当看到病人病情恶化的时候，简直是诛心。

徒：无论是在学习中还是生活中，求而不得都让人倍感痛苦，如何让自己更坦然接受求而不得？

师：认识自己的能力，不强求。

徒：没有把握治疗的病，不去接诊，对不对？

师：是的，其实所有病，医生都没有把握，但有一些病，完全靠奇迹的那种，我就尽量不接。

（二）

徒：如果能在癌细胞发现之前有方法预防该有多好，老师有这样的方法吗？

师：有的话我也发财了。（坚持做老师平时教的防病、治病的方法，不都是在预防疾病吗？比如转螺旋圈、泡皮部汤。）

徒：美尼尔氏综合征，这个病很难治疗吗？该怎么治？

师：美尼尔氏综合征倒是治好了一些，要把脉。

徒：像您从专业院校出来的都觉得中医难，后悔学中医。对于像我们这种半路出家想学中医的人，您有没有什么比较好的建议？学中医是不是要背很多的经典？

师：现在我不觉得难了，因为承认了医学的局限性和自己的局限性，但要求自己每天保持进步。佛陀说，修行如同弹琴，太紧容易断，太松也弹不出好听的乐曲，中道修行。

徒：您这几天有说到神，我发现自己常常走神和失神，脑子里经常会想很多事情，家庭、工作，包括一些小事。感觉自己除了睡觉的时候，平时脑子里就没有停下来片刻，这是不是精神溃散的现象？请问我日常生活中应该怎样做才能聚神？

师：制心一处，比如给自己做影像脉琴，做无极针法。

第二章

神奇螺旋力

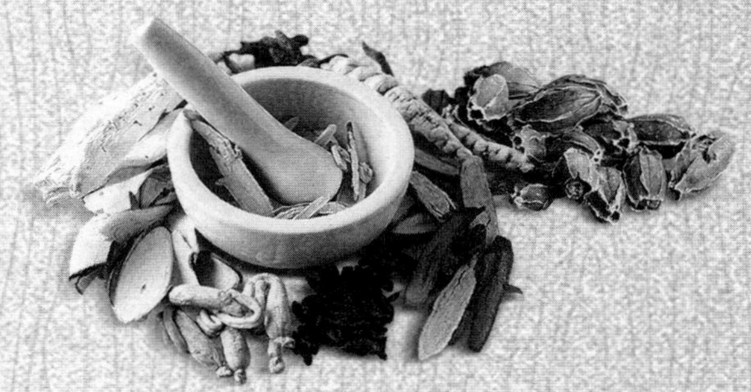

螺旋力的整体观（赖瑞琪文）

螺旋力的整体观毋庸置疑，“牵一发而动全身”这句话诠释了螺旋力的中心思想。

螺旋力是建立于筋膜学、解剖学、经络学和中医整体观念之上，把全身螺旋分为内外两大独立螺旋，两大螺旋又相互影响，内外螺旋力皆处于平衡状态时阴阳自然协调。两大螺旋各自失衡就会发生变形，当外螺旋力失衡时也会影响内螺旋力，反之亦然，二者互为因果。

我们可以引用《解剖列车》的说法：

“以往在阐释肌肉功能时，是孤立的看待骨骼上的单块肌肉，分裂了其上下连接，剥夺了神经与血管的连接，脱离了邻近的组织结构。在标准的解剖学描述中，肌肉—骨骼的概念给我们呈现出一个关于运动的纯机械模式，将运动分割成独立的功能区，而忽视了它在活体上是一个无缝链接的整体，当人体的某一部分运动时，整个身体都在响应。功能上，只有一种组织能协调这种响应，那就是结缔组织。结缔组织细胞通过混合几种主要的胶原纤维，以致密或疏松、规则或不规则的形态排列，加入到基质里，满足动物结构所需的弹性和稳定性。当个体活动或受伤时，结缔组织将有限度地自我重新排列（重塑），改变特性适应需求。

“想象一个人不论何种原因（如近视、沮丧、受伤）形成垂头丧气的样子：头向前移，胸部下沉、背向后拱起。大多数成人的头部至少占体重的七分之一，必须被背后的某些肌肉束缚住，防止前坠。这些肌肉必须在清醒的时间里保持等长收缩 / 离心收缩。肌肉被设计出来进行一连串的收缩和放松的动作，但背部的这些特定肌肉处于持续紧张状况，失去原来的功能，就容易产生扳机点。应力经由肌肉内和肌肉周围的筋膜传递，而且常沿着肌筋膜线到达远端。受到牵拉时，肌肉在放弃或增加更多细胞与肌小节的桥接前，都试图弹回它的静息长度。快速拉伸，会撕裂筋膜。如果有足够慢的速度施力拉伸，则会有塑性变化：筋膜将改变长度并且保持住这个长度。”

通过上述文字说明，我们可以知道肌肉有弹性，筋膜则有可塑性。螺旋力柔和微塑形手法则是充分运用了这点。当肌肉过度使用且营养不良时，就会出现功能减退、扳机点疼痛、无力及周围基质消溶增多、代谢物毒性增加的情况，通过一些特定的手法作用于肌肉，使筋膜被酵解后重新吸收，肌肉就会恢复正常功能。重新打开有问题的组织，帮助机体恢复体液流动、肌肉功能以及感觉——运动系统的联系，松解造成组织应力增加的最初生物力学拉力，也即是中医讲的祛除瘀结，修复经络循行，使之气血充盈从而阴阳协调。

上述皆是从肌肉、骨骼等手法可触及的部位去考虑的外螺旋，在立体的人体结构中还有不被手法触及的体腔内的脏器如心、肝、胃等，即内螺旋，内螺旋的治疗需通过汤药。如在正常情况下，人的胃大多呈牛角形，位于腹腔的上部，膈肌左下方。由于胃的平滑肌及腰背肌形成的腹压，使人在直立时，胃的最低点不超过髂嵴连线。但若因胃的肌肉与韧带松弛或腹压降低，胃由牛角形变成鱼钩形，垂向腹腔下部，甚至胃的上界也低于髂嵴联线以下，即是胃下垂。胃下垂患者一般体形消瘦，站立时，下腹部有时呈“葫芦样”外形，严重者同时伴有肝、脾、肾、横结肠等内脏下垂。除了内螺旋中某一部位病变导致内螺旋变形外，外螺旋也会因下腹部的膨出，为了维持身体张力平衡而做出相应的改变，从而发生变形。

临床上常常遇到一些患者身体某一部位的疼痛是由一个痛点以外的、完全沉默的部位引起的。如有位患者常常牙龈发炎而疼痛，该患者曾有脚踝粉粹性骨折史、颈椎病史。亮师诊断后认为是由外螺旋的变形导致牙齿咬合不正而引起牙龈发炎。亮师说“作为一个合格的医生，需明了各种疗法的优劣所在，合理配合，拿捏好分寸，方能不延误病情”。因此，做螺旋力柔和微整形的患者，亮师都会施以汤药配合治疗，打通内外循环，矫正内外螺旋，使人体恢复健康平衡状态。

在运用螺旋力时，快速拉伸会撕裂筋膜。足够慢的速度施力拉伸，则会有塑形变化。为了让筋膜发生改变并保持这个长度，需多次、分步处理被牵拉部位，治疗策略为全身—局部—全身。如一位骨盆倾斜且卵巢早衰的患者，做完前几次螺旋力柔和微整形后，3 天内骨盆复位明显、牙齿咬合基本正常，但再过几天又恢复之前变形的状态。亮师分析这是体内气血不足以供养肌肉维持筋膜张力，每次除了利用手法处理身体局部的变形之外，需要再施以汤药配合治疗内脏的病变。内脏的治疗需要更多的时间，这位患者通过数月的坚持，已能维持较好行走姿势、牙齿能保持较好咬合度且皮肤更具饱满度。

事物是彼此联系的，人体处处有螺旋，内外螺旋环环相扣，正如阴阳的互根互用，整体不可分割。唯有内外螺旋力同时平衡，方可达到真正阴阳协调。

螺旋力解读（邓丽芬文）

作为一个患者，同时又是一个医者，我谈一谈对螺旋力的一些体会吧。

一个多月前，长时间不良姿势书写的缘故，我的右手开始疼痛、麻木，拇指、食指指腹麻，往外翻，肌力 3 级，感觉迟钝，活动度变差，手掌挛缩，伸展不开，伸直手掌会颤抖，掌心向上伸直手臂，手臂绷紧变形，牵扯到整支手臂活动不利，颈部僵硬，转动不利。这是典型的因不良姿势形成的颈肩腕综合征。右脚在四年前有一段时间习惯性扭伤，没处理好，脚踝向内旋转时有一个位置有卡压弹响声，平时走路右脚有点外八字，腿部外侧肌肉稍绷紧。髋关节也有问题，平躺时自我感觉骶骨一高一低。某天晚上盘腿坐后，症状加重，疼痛行走不便，就像扭伤脚那样。

当时找亮哥把脉、针灸后，症状缓解五成，佳美帮忙做无极针法后，次日症状缓解八成，走路也没太大问题。回来上班后自我感觉良好就没太在意，没过几天，症状加重，手麻手痛如前，而且开始牵扯到右半边脸和牙疼痛，下颌骨凸出，咀嚼说话张大嘴巴时颞颌关节有响声，牙齿咬合不正。这段时间一直自己给自己做治疗，用易罐松解粘连，用螺旋力推拿给自己做治疗，才慢慢恢复。也是因为手痛、手麻，打字艰难，这次讲课才拖了这么久。

也多亏这次生病，让我对螺旋力有了更深的体会：人是一个整体，一个地方出现问题，必然会影响全身。在此之前，我从未想过不良姿势对健康影响这么大，平时觉得姿势不好只是影响美观而已，而日常生活中如果坐姿、站姿、走姿等有不良姿势的话，往往是我们最容易忽视的健康问题，单侧咀嚼食物、单腿支撑站立、用手撑脸、俯卧、使用不合适的枕头、背单肩包、跷二郎腿、单盘腿等生活习惯，都容易造成身体变形。最明显的表现是脊柱侧弯，它不仅影响形体美观，也是导致大小脸、高低肩、长短腿的主要原因。对于女性，还会造成乳房发育不均匀及一侧肋骨凸起等问题。

此外，脊柱侧弯压迫相对应的神经或者脊髓，还会引起截瘫、椎管狭窄等严重疾病。压迫胸腔与腹部除影响心肺功能和呼吸系统外，还可能对消化系统、血液循环系统、内分泌系统等造成影响。身体在变形，在慢慢导致体内一系列代偿的过程中，人也就变得越来越丑，体态也越来越难看。多观察别人的姿势你会发现，现在大街上圆肩驼背头前伸的人非常多。这种病人正骨的话当时的效果非常好，症状立马就改善了，但是很容易复发，因为最根本的问题没解决，平时的不良姿势没纠正，过一段时间后，身体又会变形。所以在治疗的过程中，不单单是做治疗，矫正不良姿势也非常重要，矫正不良姿势打破原有的平衡，新的平衡的形成也需要一定的时间，人体的肌肉形成记忆后，就不容易遗忘，人的身体会在适当的范围内根据自己的感觉，让变形的部位找到平衡。就像拔河，只有双方势均力敌才能相互抗衡，若是一方力量较弱，就会被对方牵拉过去，慢慢就会形成粘连、变形，大小脸、高低肩和长短腿就是这样形成的。粘连的形成也会加速身体的变形，两者互相影响。

按照肌筋膜理论来说，人体是借助筋膜实现螺旋状联动的。在人体构造中，筋膜呈对角线联动，始自脚底的筋膜，正面经过腹部、背部，再经过肩膀呈对角线连接至颈部。因此，左脚反射右上半身，而右脚反射左上半身，人体就像一个“X”字一样。肌肉附着在筋膜上，而筋膜附着在骨膜上，骨膜覆盖在骨头上。肌肉只能顺着肌纤维的方向使力，而关节能改变身体发力的方向，所以包覆肌肉的筋膜很容易因为关节的活动而发生扭曲。如果正确利用呈对角线连接的筋膜，伸展也会变得非常容易。螺旋力处理的就是变形的地方，而我们要做的就是找出变形形成的原因，再针对性地去处理。螺旋力针法的取穴不是在关节两边吗？就像给人体一个通道，让它朝着这个通道通过，不偏不倚，让身体自己去修复，所以很多人在扎螺旋力针法时才会有一上一下相互牵拉的感觉，这就是人体自身在修复。

我是把解剖、肌筋膜、运动力学、运动解剖学和生理病理等结合起来一起分析，人是一个整体，每一个动作运用到的肌肉都不一样，某处粘连的形成也就有迹可循。亮哥现在用的易罐松解粘连，也是这个原理，不单单是拔个罐上去，还要用一些特定的动作来加强松解，利用肌肉的拮抗作用，自身去调整。我给大家分享的只是一种思路，还是要靠大家平时多去实践。螺旋力要边讲边操作，大家才容易理解。

师徒问答

（一）

徒：我一直不明白螺旋力是怎样的动作？

师：螺旋力不是单纯地动作，大家可以到影像中医网站以及亮师公众号里面查看相关的文章，螺旋力是变形记的延伸。变形记、缩脉和螺旋力结合起来看就很容易理解。

徒：到底是怎么个螺旋法？

师：出拳发力的那个动作就是螺旋，拧毛巾的动作也是一个螺旋，主要看肌肉的用力方向。

（二）

徒：扎针或者易罐的话，选择点也是要靠把脉或者转螺旋圈才能找到吗？

师：这只是其中的一个诊断方式，还有就是要看身体哪里有异常点。正常来说，身体左右是对称的，异常的地方就是有问题的地方，但这个点不一定就是最佳处理的地方，要根据螺旋力的走向去处理。

徒：螺旋力针法在临床上运用的时候效果不是很明显，是辨证问题呢，还是穴位需要加减？

师：多观察别人走路的姿势，看看哪些是不协调的地方，或者自己的每一个动作都去琢磨身体发力的走向。我没有去加减穴位，而是多去观察病人身体左右不一样的地方。扎针，有的人敏感，见效快；有的人不敏感，见效慢。颈椎粘连卡压严重的，针感差。扎一段时间后，慢慢就敏感了。

徒：螺旋力针法的穴位是固定的，适用于所有的身体不平衡吗？

师：是的。

徒：有时候扎针扎得很深了，感觉下面很松软。

师：不在于深度，“润物细无声”。

徒：有些地方感觉针下有很强的抵触感。

师：这种就是气血弱的病人，先用排水针法把他的中焦调理好。

（三）

徒：易罐是拔肩胛区域吗？

师：是的。

徒：背心和前胸好痛，还伴随胸闷，怎么办？

师：拔上易罐后做扩胸运动和侧身拉伸动作。

徒：扎了几次排水针后，我发现扎针的时候容易碰到血管导致出血，这是气血调理好了的缘故吗？

师：扎针尽量避开血管，针破皮之后不要马上急着往下走，破皮后停留一会，让身体有个适应的过程，身体会主动避开血管的。

螺旋圈内证

关于旋转问题

全身放松，重心在两脚之间，以此为中心垂直轴做整体旋转，仿佛自己是个旋转的陀螺。旋转起来之后就不要想怎么转了，不要去控制身体旋转的幅度和快慢，而要让身体通过自我调节决定。转起来之后只要身体在旋转就不要去管它怎么转，把注意力全部放在阻滞点上。旋转原则：放松地转，整体地转。

关于阻滞点问题

在旋转时，身体上感觉到酸、麻、胀、痛、痒的地方都是阻滞点，这些地方或附近在转动的同时会有牵扯感，这些有牵扯感的地方就是最基本的阻滞点。我们主要松开最基本的阻滞点，一个部分、一层一层地松开。阻滞点无特定的形状，可能是点、线、面、成条、成块，等等，总之在旋转的时候让你感觉转得有牵拉感，转得不圆的地方，就是阻滞点。

关于阻滞点寻找问题

先打个比方，你闭上眼睛整体放松，重心在两脚之间，以重心垂直轴旋转，另外一个人突然用手指轻轻戳你背上的某个部位，你能够感觉到被戳的地方，如果感觉不到，说明你不够放松，紧张，没有静下来，而是在想事情，或者是你感觉放松了其实身体还没有放松。找阻滞点也是如此，只是没人戳你，是自己身体本身给的感觉，如果感觉不到说明你不够放松，不够平心静气，这个时候停下来静一静，放松一下，再重新开始找阻滞点。

关于意念问题

首先，意念不是自己的想象，而是指我们在放松地进行旋转时，从上到下对阻滞点的一种感觉，是身体给我们的信号。感觉到阻滞点之后，就把注意力放在那个阻滞点上，或者说一直感觉那个阻滞点，直到没感觉也就是松开了为止。

相关问题及注意

1. 未旋转的时候，全身放松，正直站立，脖子放松，不要仰头或低头，两脚的宽度比肩略窄（以两脚的外侧为准）。

2. 转螺旋圈时最好穿平底鞋或者赤脚踩在垫子上。

3. 饭后吃饱时隔一个小时，没吃饱时隔半个小时再转。

4. 转圈的同时不能用鼻咽丸和贴脐散。

5. 阻滞点为相对于地面平行的一条线，且所在部位与任脉或督脉垂直，先转开其中点即任脉或督脉上的点，再依据情况选择转的方法。

6. 转颈椎转了一段时间（至少一周时间）之后，仍然没有转开（转圈转正确的情况下），可以先转肩胛，肩胛松了对颈椎的牵扯就小了。

7. 转的过程中遵守从上到下依次转开的原则。除非是在转一个点时，出现另一个让你难以忍受的点，这时候先把难以忍受的点转开，然后仍然是从上到下转。

8. 转动的时候脚尖或者脚跟上翘，如果感觉站不稳要摔倒，那是因为身体堵塞导致的不平衡，同时也是转圈时的自我调节过程。当感觉要摔倒的时候，身体自己会有平衡调节反射（例如，手指不小心碰到了很烫的东西，说一声"好烫"，不自主马上就会缩回去，再看看手指的烫伤问题不大。这就跟膝跳反射类似）。如果两脚很不平衡，转起来的幅度很大，可以坐着转一段时间，再改为站着转。

9. 月经期可以转圈。

10. 转动的时候脚会移动，这个不用管，不过尽量保证自己的位置要宽一些，以免转动时撞伤别人。

11. 转动时，有人的颈椎会咔咔响，这是在复位颈椎。但咔咔响的地方不是我们要转的地方，而是因为我们转阻滞点而产生的连带作用，因为身体是一个整体。

12. 转圈一会儿可能会出现头晕、肚子疼、排气等现象，这都是调节反应。转圈同时恶心、难受、想吐、头晕，是年轻人只要能转就接着转，实在感觉难受的话，就停下来休息。

13. 转圈感觉阻滞点很大的人要有耐心，切记不要急躁，慢慢来，如果心急不太静，转的效果很低。

14. 一般转半小时休息一下，有空儿就可以转，晚上太晚时不推荐转。有的人转完会很兴奋，难以入睡，有的人转完会很累，这都是元气再重新分配，这时就好好去睡一觉，最好依照自己的情况做相应的调节。

15．转的时候避风，最好闭着眼睛转，孕妇不要转。

16．坐着转时，背不要靠着东西，手放在膝盖上，放松为主，但不要拱腰、塌胸、低头，站着和坐着转完都要收式。

17．转螺旋圈之后不能再用擀面杖敲。

经过转螺旋圈，内证到一些东西，那就是我们的身体可以与天地沟通，主要体现在百会穴、四神聪穴，还有所有的井穴上。但现代人，这些穴位大部分都是关闭的，而通过转螺旋圈可以再打开它们，使身体与天地重新沟通。

师徒问答

（一）

徒：现在面临的问题，主要是难找阻滞点。

师：酸、麻、胀、痛、痒都是阻滞点，牵扯点也是阻滞点。

徒：有时候正转上面呢，下面腿麻，那么请问阻滞点在哪儿？

师：在上面。

徒：老师，您说在上面，但具体在哪儿呢？

师：找点。阻滞点已经讲得很清楚，再不行，只能过来面授了。

徒：我转到头晕，也不知道身体哪里堵了？

师：颈椎。

徒：请问：转时可以根据个人习惯，左右交替或者一晚都是一个方向吗？

师：可以。

徒：右肩胛疼，是不是一直顺时针转？

师：逆时针。

徒：可以顺三下逆三下，这样一直转吗？不清楚阻滞点的情况下，可以这样吗？

师：不行，一定要找点。

徒：可以把身体某个不舒服的部位当作滞点转吗？一直转到舒服为止，再找其他阻滞点。

师：可以。

徒：我是哪个地方有痛点就针对哪个地方转也行吧？

师：可以的。

（二）

徒：越转越困，转得我都要睡着了，这是怎么回事？

师：好事。想睡就多睡，让自己睡饱。

徒：转的时候越来越恶心是怎么回事？

师：肠胃不好。

徒：左边小腹部疼了两天是怎么回事？

师：可能有盆腔炎。

徒：转完头上像扣了个硬壳，这是什么问题？

师：脑部供血不足。

徒：塞入肚脐散后不能转吧？

师：分开进行。塞入肚脐散后不要转。

徒：近期早上起床就会恶心，转圈更恶心，喝一口凉水或者吃凉点的水果，肚子就会疼半天，这样只是因为肠胃不好吗？

师：不要吃凉的。

徒：以前吃水果不会肚子疼。

师：现在处于修复阶段，身体会变得敏感。

徒：身体上的百会穴、四神聪穴和所有的井穴打开后会怎么样呢？

师：打开后，会食气。

第三章

螺旋力针法

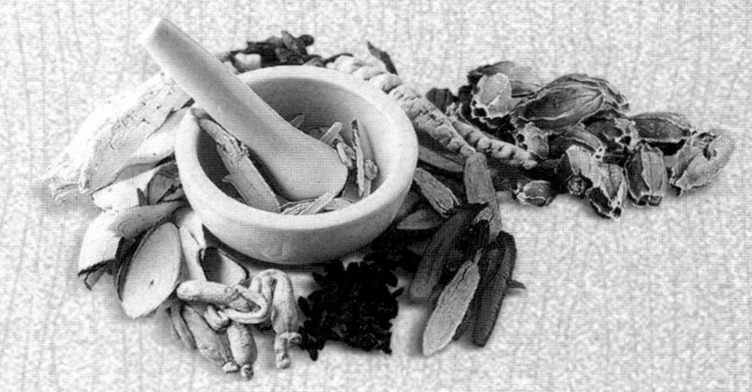

无极针法（黄佳美讲）

无极针法，是王买亮先生前几日读章伟文老师译注的《周易参同契》一书有感，经过思考并通过临床实践得出的一套治疗针法。无极针法，它所呈现的针法魅力在于以指代针，突破传统针灸里用银针的方法，开拓了临床新路径，而且确有其效。现在，让我们先了解一下无极针法的施术方法。

无极针法，最好由两个人进行操作，因为一个人操作的时候容易走神。其中一人取仰卧位，暴露腹部气海穴，夏天施术时，因空调的影响，要注意保暖。另一人，侧坐在旁，以食指或中指轻轻点在那个人的气海穴上。记住，点气海穴只需要指腹轻轻搭在气海穴上面，不需要太大力气。做好准备工作以后，躺着的人循环念“阿”和“呗”。念“阿”的时候，感觉有东西从神阙（即肚脐眼）中央鼓出来，念“呗”的时候，感觉气感冲手指。念的时候一定要专注，也一定要体会到那种感觉才有效果。不需要刻意延长声音或提高音量，因为身体在一呼一吸时会自行调整。我们在实践的时候发现，念到最后，嘴巴在一张一合，声音却慢慢减弱到搭档完全听不到。这是因为，身体在自动调整频率，跟着身体的节奏走，效果往往意想不到。我念到最后的时候，嘴巴很自然地一张一合，特别舒服。

施术的时候需要注意以下几点：

1. 选择正能量比较充足的安静环境，人比较有安全感的时候，更容易全身心投入。

2. 选择比较熟悉或者信任的人做搭档，彼此信任是施术的推动剂。

3. 做到专注。后来我们这些做过的人都发现，按照以上方法念，神识自然专注，甚至进入催眠状态。

4. 身体在调整的过程中，会有跳动、疼痛、蚁行感等，跟着走就好，无须太在意。

5. 每次施术大概 10 分钟左右，不需要太长时间。因为念到最后，基本会进入一个催眠状态，嘴巴在一张一合，而没有太大的声音。另一人则可以将手拿起来，让搭档保持这种状态。

关于无极针法的原理，因弟子参悟道家学术思想浅薄，故只能结合自己的体悟与针灸知识来分享如下："无极"出自《老子》，"太极"出自《易传》，原来皆指至极无上、无以复加的本始。汉儒释为元气或太一。道教诸家对无极太极说的解释，大致分为三种：

第一种说法，是从道教传统的宇宙生成论出发，以无极为万物本始意义上的道，以太极为元气、太一。如《道德玄经原旨》谓"太极乃物初混沌之太一，无极乃太极未形之大虚。"又说："道，无极也。易有太极，道生一也。一生二，太极生两仪也。"内丹书中常用圆圈表无极，意为虚无。太极图则提示阴阳动静之机，或表阴阳互藏，为变动之机。

第二种说法受理学影响。从理炁角度论述，以无极为理，太极为炁。如元代全真道士牧常晁的《玄宗直指万法同归》所言："无极者，纯然之理谓也，盖有是理而后有是气，理气混沌，是名太极。"又谓无极乃"无所至至"之义，为"无中之真无"，即元气未萌之先的空洞玄虚，无极因静极而动，理气混沌，为万物之母，谓之太极，乃无中之妙有。就有无而言，无极为太极之真无，太极为无极之妙有，无极、太极终归不可歧而二，分开先后。

第三种说法，也是受了理学影响，说太极即是无极，以圆圈表示。内丹学强调逆炼归元、复归太极之诀要，是掌握自己身心中太极所含阴阳动静之机。依太极之理，阴阳互藏，一动一静，一方动静至极（太极）必然走向反面，静极必动，动极必静。

综合来看，无极乃生命的本真、虚无、原始状态，且含炁、气的含义。现在我们就可以思考一下，亮师为什么会选择“气海”穴，并且摒弃传统的银针，以指代针？那是因为，气海乃生命元气、精气之所在；以指代针，是不想强加给身体一个外来物。身体处处有玄机，可自我修复和回归本然，这需要诸位同道在今后的临床实践中慢慢参悟。而气海穴，又不仅仅是元气、精气之所在，更是怨气、怒气、脾气之所在。之前跟随亮师学习的时候，观察到很多扎排水针法的患者，肚子一圈一圈瘦下去，却唯独瘦不下肚脐以下的那一圈，这是为什么？因为我们很多的情绪都暗藏在那里，心理上的修复，完全没有身体上的修复那么容易。所以后来，很多患者扎排水针，听情绪释放的催眠词，疗效很好。

周末我们练无极针法时，应该是第三轮，邓丽芬师姐躺着念“阿”“呗”，我用手指点气海穴，当时觉得背部特别难受，肩胛骨牵扯得很紧，无形的压力很大。而坐在旁边认真看书的亮师，受场能影响，不断打嗝。我明显觉察到他闷在胸口处的气不断地释放出来，打嗝的声音还特别响亮。过了三四分钟，亮师打嗝的声音停下来，我和芬姐身体调整也告一段落。睁开眼，发现三个人的眼睛里都含着泪花。但我背部很明显薄了几层，原本穿着贴身的白衬衫，背部一下子空荡荡的，而且整个人面色都亮了起来。师父和丽芬姐的脸型、肤色变化也特别明显。

我们说看面相，其实不要单纯地观察一个人五官是否标致，身材是否标准。形、气、神，从神的层次去看，才能看到最真实的状态。我们常常说“顶天立地”，“顶天”是指头吗？我觉得不是，而是肩膀。因为我们常常说“铁血荷担”“站在巨人的肩膀上”，压力大的人肩膀都不好，因为无形的压力会导致有形的螺旋力变形。而亮师为什么会不断打嗝？因为他堵在胸口的闷气，也在发作。

所以，为什么我们需要一个搭档？因为人与人之间，是可以相互疗愈的。芬姐当时疑惑为什么不选择膻中穴来治疗。亮师说，膻中属于后天，气海属于先天。而我个人的体会是，我们平时表现出来的坏情绪，容易堵在胸口，淤阻在胸中，导致乳腺疾病；而一些幽隐的负面情绪，因为我们的刻意伪装，则暗藏在腹部气海穴一圈。

那如何来看气海属于先天呢？昨天中午，我给自己做治疗的时候，子宫一阵一阵的抽痛，脑海里闪现出母亲十月怀胎的艰辛场面。因为当时的国家政策，不允许生二胎。母亲怀了我之后，异常敏感，对计生办的工作人员也是各种躲藏，历经几次围追堵截才生下我。那时候，我脑海里闪现出母亲挺着大肚子在老家的日子。说催眠看到前世今生，很多人觉得玄幻。但在目前的科学领域，胚胎时期有记忆和情绪，则是被认可的。所以，当无极针法练得足够专注时，可以记起很多你原本没有印象的事情，因为人的潜意识是非常强大的。催眠，并不是大家所认为的睡觉，而是人的神识高度集中的时候，潜意识被激发，专注在一个点上。我们在日常生活中，被生活及工作的环境所干扰，精神很难高度集中，所以办事效率很低。一个人在马路上背书，和在一个空旷的草地上背书，效果是截然不同的，因为专注力有没有集中是非常关键的。

那又怎么来解释膻中穴属于后天呢？大四那年，我在善元坊学习的时候，有一则非常经典的病案。一位40岁的女性患者，无明显诱因左腕部疼痛，活动受限三个月来求诊，当时给予针灸、中药治疗都收效甚微。复诊时，我们给她把脉，觉得她心事重重，但她对我们不信任，所以不愿说出真相。于是我给她点膻中穴，点的时候，我的手抑制不住地颤抖，肩膀牵扯到手腕根本动弹不了，而且内心抑制不住地恐慌。做完治疗后，我还没来得及问诊，她忽然号啕大哭，说：医生，我一岁半的儿子，在那天确诊了Ⅰ型糖尿病，西医说要终身注射胰岛素，你们中医有没有什么好的办法救救他？每天扎好几次手指监测血糖，就跟扎我的心一样。一想到我儿子，以后不能像其他正常的孩子那样生活，我的心就痛。拿到诊断结果的那天晚上，我的手腕就开始痛。后来，苏郎中分析这个病案。患者是循手厥阴心包经分布式的手腕疼痛，心包代心受邪，而手腕关节，也意味着生活中的关卡，心脏遭受压力的时候，同时也反射到腕关节的疼痛。那次治疗后，患者诉手腕放松很多，但因其未坚持治疗，所以并没有痊愈。

无极针法也一样，不要从表面去认知，当你全身心投入的时候，往往有意想不到的收获。在施术时，我们的身体调整，如骨盆复位、颈椎疏通，其实都是表层的；深层次的疗效，在于情绪压力的释放，一旦释放出来，整个人的精神状态瞬间改变。这就是我在微信朋友圈公布的，昨天下午在医院值班，写病历的时候，忽然觉得肚脐周围有强烈跳动的蚁行感，痛得想起身给患者拿病历本都不行，但却不像之前痛经那样。痛经如果痛到那个程度，我会号啕大哭，向周边的人呼救。但昨天没有，我的心里反而非常喜悦。也许很多人会觉得奇怪，你肚子痛还这么喜悦，是不是傻？当时师父回了我三个字：坏情绪，还没等到下文，我就反应过来了。是的，坏情绪释放的时候，心理上的喜悦完全是可以战胜生理上的不适。我们谁都想发泄情绪，只是没有合适的契机。很多人一生气，一有情绪，就胡吃海喝、聊天唱歌，其实那种做法只是暂时转移了自身注意力，并没有真正给情绪一个出口。压力、情绪都很正常，因为生活在这个社会，实在是不容易。但我们不要与情绪对抗，而是要找到合适的契机，把它释放出去。尤其是遭遇重大变故的人，需要格外注意。

五年前，我爷爷寿终正寝，但因为没能陪他走最后一程，我内心非常自责。后来随着时间的推移，以为自己淡忘了，心里平静了。但每隔一段时间，我都会梦见在老家，陪伴他的日子。直到今年，我的生活、工作、学习更忙碌，觉得早就遗忘了。但直到前几天，梦里又出现相似的情景，我才知道想修复这段创伤其实很难。人的意识总会告诉自己，人死不能复生，好好活着就是对亲人最大的孝顺；但我的潜意识，很自责没有陪伴他到最后，同时也非常怀念在老家的那段日子。所以几年下来，同样的场面屡屡出现在同样的梦境里，毫无征兆。当时根本抑制不住，猛然醒来，坐在那里一个劲儿地哭，大概半个多小时，哭完去看书，看完书继续哭。

所以，我们想忽略、遗忘的事情，潜意识并不一定可以真正做到。而五情伤五脏，所以情志致病，是很难走出来的。分享，是希望有缘人，可以真正将无极针法运用到新的领域和层次。无极针法，回归本然、单纯的快乐，淳朴，其实是最好的良药。

关于无极针法的一些思考（曾顺讲）

最近给自己做无极针法时，联想到之前看的一部电视剧《超级小郎中》的一些说法。剧中讲述水灾和地震之后，瘟疫横行，百姓苦不堪言，别有用心之人，欲以人体为丹炉炼制能够延年益寿的丹药，故用茯苓、半夏、麦冬等固气血之药给染上瘟疫的百姓服用，把他们的气海封住，渐渐地，气脉被堵住了，气只进不出，这气脉一开始如果被堵住了可能没事，但时间长了，就像活死人一样。气脉和血脉就像大地上的沟沟壑壑，百川入海，血液回流到心脏，而气就回到气海。河水之所以源源不断，是因为大海上的蒸气化成雨，又落回河里，而血脉跟气脉也是一样的。如果血脉被堵住了，人就会死。气脉和血脉有些不同，不是进去多少就出来多少，有的时候进得多出得少，有的时候进得少出得多，所以人有的时候才会特别精神，而有的时候反而会特别疲惫。而剧中以水蛭为主药，张师锡纯先生《医学衷中参西录》中对水蛭作了详尽论述“破瘀血而不伤新血”。气为血之帅，气脉被堵，则血如无将帅号令之兵，停滞不行；血为气之母，血液停滞不行，则无以载气、生气。故剧中以水蛭为主药，丹参、当归、红花、延胡索等活血祛瘀、行气止痛之品为辅药，血脉得通，气脉得开，百姓则得以解救，观之亦有道理。

跳出电视剧，结合无极针法来看。我自己最近在做的过程中明显的感受是入睡特快和排毒减肥效果显著。中医上讲阳入于阴，则寐；阳出于阴，则寤；阳不入于阴，则不寐。无极针法是以震动气海穴为主，之前师父说气海是天气与地气交汇后，开始蒸腾之处，而如今这里却出现很多不良现象：很多人腹部板结，腹部肥胖；剖腹产和其他腹部手术后留下的疤痕；夏天，女子经常穿露脐装，久之则感受风寒湿邪为患；再加上现代人生活工作压力大，精神紧张，情绪无处释放，日积月累，潜藏气海。通过以上原因则使气海慢慢地被堵塞，久之则气脉不通，气机升降出入失常，五脏六腑气机皆郁滞，各种问题便接踵而至。结合师父之前讲的关于气的思考，因为气海堵塞，当今现代人大多气虚，气虚则脏腑无以充盈，久之脏腑变形缩小，运化失司，则精血不足，全身缺血，则神失所养，神乱，则百病皆生。

佳美师姐在讲无极针法时，说到她自己体验无极针法后释放了她潜藏已久的负面情绪，内心无比喜悦。气海应当是全身之气升降出入的枢机，中医里有情志致病的说法，如《素问 · 举痛论》中记载：“余知百病生于气也，怒则气上，喜则气缓，悲则气消，恐则气下，寒则气收，炅则气泄，惊则气乱，劳则气耗，思则气结。”所以，当我们念“阿”和“呗”震动气海时，一身之气机升降出入渐渐恢复，天清地宁，气血通畅，百脉舒畅，脏腑皆安。最后，希望大家多多实践，不用一方一药，身体康健，身心和谐，家庭和睦。

排水针法（李玢讲）

先来说说什么是排水针法。我的理解，就是排除体内多余的“水”。这个水，可以是水湿，可以是水饮，可以是痰湿，只要没有完全固化，就可以用排水针法。

那么，什么时候扎排水针效果比较好呢？我在跟诊的过程中观察到，一般女性月经前后，包括例假期间，亮师一般会配合排水针法一起来用。男性的话，只要是处在体内有水邪的状态下，就可以用。

有的朋友可能就要问了，这排水针，究竟扎哪些穴位呢？排水针的选穴，主要以任脉上穴位为主，从肚脐以下至耻骨联合毛发处，一般间隔 0.5~1 寸一针，同时配水分穴（肚脐上 1 寸），双肓俞穴（脐旁 0.5 寸）。直刺，抵住腹膜。扎针不宜过深，腹部脂肪薄的建议用 1 寸针即可。留针时间可根据患者情况，灵活调整。如有明显尿意，建议出针，切忌憋尿。嘱患者看诊前不要喝太多的水、浓茶、咖啡等饮料，扎针前先去一下洗手间比较好。

既然排出了体内多余的水分，以前这些水所占的空间需要由精气来填充，所以亮师也经常会选取脾肝肾的五腧穴 2~3 组，以提高疗效。

排水针在临床上应用广泛，特别是生殖、泌尿系统疾病，甚至有时会达到立竿见影的效果。

我曾经治疗过一位处于更年期的阿姨，月经淋漓不尽近一月，西医建议刮宫做病理，因为患者对刮宫有抵触所以找当地一位专家看诊，服化瘀止血中药若干，仍时时点滴而下。我以排水针法，配双足三里穴、丰隆穴，留针约 1 小时。当晚阿姨诉流出水样分泌物，第二日血止，翌月月经正常。

配合亮师的减肥催眠词、扎排水针，也有辅助减肥的作用。我曾帮一位朋友在针前针后测量腰围，结果两者相差 4cm。不过要注意，不见得每个人都有这么明显的效果。

师徒问答

（一）

徒：从肚脐以下至耻骨联合毛发处，一般间隔 0.5~1 寸，是这一列都扎上吗？

师：是的。

徒：全部朝向肚脐？

师：直刺也可以，但是注意不要扎太深。特别是接近耻骨联合，如果向下斜刺容易伤及膀胱。

徒：留针时间不一定要 1 个小时吧？

师：不一定，根据患者情况判断留针时间。最短也要 20 分钟。之前有病人留针 2~3 个小时的都有。可能我没讲太多理论，大家也不知道从何问起。其实排水针操作起来不难，大家可以多多实践，然后再共同讨论。

（二）

徒：在时辰上，晚上能扎吗？

师：我扎针一般没有超过晚上九点，我感觉只要不影响睡眠，问题不大。

徒：想配合念王老师的减肥催眠词的话，需要一直念吗？

师：看状态，如果一直念让你感觉到比较舒服就一直念。如果感觉到困倦疲惫想睡，就停下来。一般减肥的患者，我会给他念两遍减肥词，再加一遍催眠词。能扎针后入睡的，效果往往更好。

徒：是因为放松了吗？

师：入睡后，人体会进行自我修复，主观意识对身体的控制会减弱。从中医的角度，入睡后卫气入里。能量守恒，入睡时身体耗能是最小的，那么这些能量就可以用来修复身体。

排水针法原理

排水针法取穴：

1. 耻骨联合处至肚脐隔 0.5 至 1 寸扎一针；

2. 肚脐旁 0.5 寸双肓俞穴；

3. 肚脐上 1 寸水分穴。

解释：

阴交穴：是天气下行与地气交汇的地方。

气海穴：是交汇后开始蒸腾的地方，也是情绪潜藏的地方。所以气海穴容易郁结板滞，水湿容易下注，所以我们的小腹也是水湿容易潴留的地方。水湿一多，“大筋緛短，小筋弛长”，小腹就容易板结。

石门穴：为啥古人说扎石门穴会导致不孕不育呢？因为，石门是锅炉的门，一旦打开，就会把没有蒸腾好的混合物放出来。古代的密室，都是石门，就是要秘藏，所以石门穴不要乱扎，就像煮饭的时候不要轻易打开锅盖，要不然饭会夹生。

关元穴：就是收藏从石门送过来的蒸腾生成的精微物质。

中极穴：就开始用精微物质，起极了。

曲骨穴：这个地方，最难通过，是最容易堵塞的地方。

我们扎针，抵住腹膜，腹膜归属于三焦，抵住腹膜就会激发三焦元气的发动，从而起极。在 17~23 点之间，尽量不要扎石门穴。

痛经方：

桂枝尖 20/25g 白芍 45g 炙甘草 45g 肉桂 6g 瞿麦 60g

车前子 45g（包）鱼腥草 100g 黄芪 45g 桃仁 15g

大黄 9g（后）

瞿麦，利水化瘀；车前子，补肾利水；黄芪，提升阳气，配合桃仁、大黄，排血管淤浊；白芍、炙甘草，缓解子宫痉挛；桂枝尖用到 20 克以上，直接入下焦，配合肉桂温化水饮；最妙的是鱼腥草，因为内膜脱落，小血管就会发炎。

师徒问答

（一）

徒：老师，子宫腺肌瘤的痛经也可以治疗吗？

师：治疗子宫腺肌瘤的过程非常漫长。

徒：请问老师，痛经方不论原发性还是继发性痛经都适用吗？

师：适用于原发性痛经。

徒：月经少可以吃痛经方吗？

师：可以。

徒：没有痛经，只是月经量少，可以艾灸关元穴吗？

师：可以。17点以后不要艾灸。

徒：王老师，痛经方具体怎么服用呢？是月经前喝还是来月经时也能喝？

师：月经期不喝。

（二）

徒：男性扎排水针的话，也要注意石门问题吗？

师：男女一样。

师：所谓排水针，是调气交的。

徒：是不是晚上不能扎排水针？

师：避开石门，也能扎。

排胃水针法（邓丽芬讲）

我来说一说自己扎排胃水针法的一些心得体会，还有就是想结合解剖学和肌筋膜学来讲解排胃水针法。讲得不一定对，请大家多多包涵。

排胃水针法取穴：

1. 中脘穴、中脘穴旁开 4 寸各 1 针。

2. 肚脐至中脘穴、中脘穴旁开 4 寸各自连线上的阻滞点。

3. 双侧足三里穴。

我们的身体是一个承载心灵和内脏的容器，三者合而为一，互相影响。膈肌把胸腔和腹腔分隔开来，腔器（把胸腔、腹腔、盆腔看成容器）里面的内脏既独立存在，又相互联系。因为它们的生理特点，内脏的活动度较大，容易随我们的活动而摩擦、受压变形。现代人喜喝冷饮、爱吹空调，胃脘部经常冰凉，加上久坐运动少，上腹部容易板结。

我们再来看看中脘穴的解剖位置，中脘穴的局部解剖：在腹白线上，由外往内依次是腹外斜肌、腹直肌、腹横肌，深部为胃幽门部，有腹壁上静脉，分布有第七、八肋间神经前皮支的内侧支。这些肌肉都比较宽大，活动度较大，中脘穴在剑突下，膈肌下方偏上的位置，又是肌筋膜经线螺旋线在腹部交接的位置，这些容易板结的地方，恰好是排胃水针取穴的位置。

排胃水针法的作用就是疏通水道，让水流到需要的地方或者排出去；任脉贯通三焦，就像水道由上往下流，上腹部就像中间的水闸，这里堵住了，水就流不下去，溢满就容易水流泛滥。我一般施排胃水针法会和排水针轮流使用，就像河流的上下游，上游河道疏通了，下游的水流量才大，淤泥才容易冲开，所以扎完排胃水针法和排水针法的人，会排出大量的大小便。这也是那些腹部肥胖的人扎完针后瘦得快的原因，因为把肠道堆积的垃圾排出来了，自然就瘦了。

师徒问答

（一）

徒：阻滞点是不是身体上摸起来有结节的地方？

师：是的，板结不流畅的地方。

徒：那是否不容易进针呢？

师：我没遇见过这种情况，你可以用舒张进针法进针。

徒：那怎么舒张呢？

师：《刺法灸法学》上有讲进针的方法。

徒：可以在结节上直接下针吗？

师：可以。有时候阻滞点比较多的地方，要考虑哪个阻滞点才是最主要的，这样针刺的效果才好。学习针灸一定要好好学人体解剖学，人体是个有生命活动的个体，每一个生命活动都需要依靠多方的协作共同完成，人体的一举一动运用到的肌肉群都不一样，阻滞点的形成也不一样。

（二）

徒：老师，我每次扎到中脘穴时，病人就会说好胀，病人自己口述好像很多气全部聚在一起了，是否扎错了？还是扎深了？

师：腹部穴位扎至抵住腹膜而不扎穿腹膜，不要针刺太深，也不做手法。破皮进针后，有抵触感就不要再进针，板结厉害的还是要一层一层去松解，不能操之过急，要不然针感太强，病人难以接受。（佳美老师补充：我之前实践过，很多患者腹部板结得厉害，扎中脘穴气感太强，甚至不敢呼吸，这个时候把针往上提，不要抵住腹膜，师父说这叫"润物细无声"。）

徒：针下气泡感和抵触感有不一样吗？

师：针下气泡感是进针后，针身周围有气泡感。抵触感是碰到了骨头、肌肉，身体每个部位穴位的抵触感是不一样的，比如腹部穴位，抵住筋膜也会有抵触感。

徒：一般进针都是先破皮，然后再到脂肪层，再到肌肉层吧？

师：腹部穴位是这样的，四肢穴位不一样。

徒：血海穴呢？

师：血海穴是抵住骨头。

徒：好的，谢谢老师。

排痰针法（黄佳美讲）

排痰针法，是在排胃水针法的基础上，加双侧天枢穴、丰隆穴、大横穴、曲池穴、陷谷穴、支沟穴而形成的一套针法。排痰针法，顾名思义，可以疏布津液、祛除痰饮水湿。凡是舌苔厚腻、脉粘滞的人，都可以使用这套针法。

学习排痰针法之前，我们先复习下排胃水针法。因为排痰针法是在排胃水针法的基础上延伸的。

针法原理

首先从排胃水针法讲起。我们常说“脾为生痰之源，肺为贮痰之器”。中医讲究“治病求本”，既然“脾为生痰之源”，那我们治疗时就应该先考虑“脾胃”。

因为脾胃不运化，很容易导致痰湿内生。而且现代人的饮食生活习惯，导致体内的痰浊比古人的更难处理，所以我们要先用排胃水针法调理脾胃。

针法穴象

曲池穴：弯曲的肠道易储留水，就像我们的水池一样。所以针刺此穴，有调节胃肠道水饮的作用。排肠道水分，使水分由里到表，可发汗，需配合足三里穴。

支沟穴：按我个人理解，就是沟渠的分支。沟渠为什么会有分支？是因为本身的沟渠疏布不力，所以需要分支“帮忙”。而沟渠为什么会疏布不力呢？我们可以想想沟渠在什么时候最需要分支？一、天降大雨，原本的沟渠排泄能力有限，所以需要分支来分流；二、原本的沟渠堵塞了，疏布不畅，而且暂时无法完全疏通，所以需要分支的支援。而人体不太可能如“天降大雨”般，体内水饮突然大量增加。即便我们多饮水，也很容易从汗液、大小便排出。所以，最有可能的是因为人体“堵塞”，原本的沟渠一时无法疏布，所以需要“支沟”的帮忙。再从解剖上看看，支沟穴“在前臂后区，腕背侧远端横纹上三寸，尺骨与桡骨间隙中点。”这种间隙处，更容易堵塞，所以更需要“分流”。

大横穴和天枢穴：两穴相配形成杠杆，起平衡效果。天枢穴，是上下气机调节的中枢（即太极的“S”线），天枢穴和地机穴，是天地的枢机，但天枢穴更多的作用是升气，而地机穴更多的作用是降气。这里是脾气容易郁结的地方，而气郁就会导致水饮内停，进而形成痰湿。所以扎这里呢，可以取悦腑气，使输转天地的枢纽重新疏布津液。

足三里穴：补充能量，双向调节。我们的身体运转需要能量，所以需要启动能量机制。

丰隆穴：此穴是雷神，配合天突降气化雨，对应到人体，则是降逆化痰。我们观察天象，风起云涌，继而电闪雷鸣，然后大雨滂沱。所以雷神是个“势”，而“大雨”是雷神引发的自然现象，天地之间由此沟通。

陷谷穴：此穴是祛除内痰的要穴，有开门外走之意。山谷是“凹陷”的，“陷谷”显然有“凹陷”的含义。“凹陷”意味着清阳不升。清阳不升，则浊阴不降。所以我们扎这里，是驱邪外走。

针法操作注意事项

1. 因个人解剖结构差异，中脘穴旁开四寸取穴的时候，如果触碰到肋骨，则稍微向下挪动位置，与中脘穴不一定要在同一水平线上。

2．腹部穴位宜迅速破皮，减轻受术者痛苦。然后缓慢进针，抵住腹膜后，不宜再往下扎。因为腹膜归属于三焦，抵住腹膜就会激发三焦元气的发动，从而起极，以此取效。

3．四肢穴位，以针刺有气泡感为宜。亮师提倡扎针不宜“深”，他讲究“润物细无声”。只要有效果，身体自然会慢慢去调整。

4．一般留针一小时左右，无须行手法。有些人留针的时候，身体反应很大，则可适当延长留针时间。

5．关于手法问题，我也是最近整理“影像中医网站”的相关课件（大家感兴趣可以打开“阅读原文”一睹为快，日后也会公布在“亮师”公众号里面）才有所领悟。比如：补泻一体，阴阳一体，虚实一体。我们的针刺，只是引导身体启动修复机制。做手法补泻，其实倒不如给身体一个契机，自己去补泻。因为留针过程中，机体自然会补正气泻邪气，从而达到治病的效果。

以上从排痰针法的原理、穴象和操作三个方面做了讲述，望大家多去实践。

师徒问答

（一）

徒：老师，口气重、口臭，能扎排痰针法吗？

师：还有其他症状吗？一起发出来。

徒：是个四岁的小孩子，除了口臭，还大便粘，不易冲干净，食欲很好，三天才一次大便，但是皮肤黑，人很瘦。小孩子能施针吗？

师：肠道不干净，脾胃运化失常，小孩子吸收不好，胖不起来的。四岁的小孩子，建议在专业医生指导下用中药调理，小孩子怕针，受惊吓会导致失神的。

徒：那等孩子睡着了能扎针吗？

师：千万不能在孩子睡着的时候给扎针，很容易吓到孩子，对孩子的心理造成压力，建议用皮部汤泡脚，再加脐贴散。

徒：而且小孩子容易生闷气，一点小事就容易生气，容易哭闹。

师：孩子容易生闷气，可以给他用手法按摩中府、云门这一块，以及用小的易罐走肩胛区域这一块。易罐一次性不要拔太多怕耗气。

徒：中府、云门是打开心胸吗？

师：是的，可以开阔心胸。还有，找个孩子比较信任的大人，跟他一起做无极针法。无极针法，四岁的孩子可以做的。

徒：我有给他做艾灸，可以吗？

师：艾灸不建议。

徒：为什么呢？

师：艾灸的适应症没有大家想象得那么广，因为他体内是有郁热的，皮部升降出入有问题，寒热是不能平调的，郁热在散而不在清。

徒：我每晚等他睡着了就给他做艾灸，做了三天了。有关系吗？

师：暂停艾灸吧，按照我刚刚说的办法先调理吧。艾灸不要滥用，还有晚上不适合艾灸。晚上休息，是阳气入阴的过程。艾灸之后，人的阳气容易出来，过度消耗。

徒：哦，明白了，还是得多啃中医书籍，谢谢老师的耐心讲解！

师：嗯，不客气。

（二）

徒：请问亮师的针法可以自己扎自己吗？

师：可以自己扎自己，而且自己扎自己体会会比较深。

徒：与别人扎有什么不同吗？

师：自己扎自己，对针法技巧和气泡感、抵住腹膜这种感觉的把握会更好。刚开始练习扎针，可能不会很有感觉，但是自己练好针法之后，进步会很快。

补肾针法原理（黄佳美讲）

具体操作：

1．小腹拔易罐（留罐 10~20 分钟，留罐期间人可自由走动）。

2．颈椎夹脊穴扎针（即第一到第七颈椎旁开 0.5 寸，选用 1 寸针针刺至肌肉层）。

3．手太阴肺经前臂阻滞点，以 1 寸针针刺至有气泡感为宜。（缩脉针法）

很多人一看这套针法，肾经穴位没有，腰部穴位没有，一定会疑惑：

这套针法真的可以补肾吗？到底可不可以，我们来剖析及临床验证一下。与其故步自封，倒不如换个角度悟中医。

颈椎会牵扯胸锁乳突肌。颈椎本身有一定的生理曲度，常态下具有柔韧性。但长时间低头工作，会导致我们的颈椎僵硬，活动失灵。《素问·生气通天论》：“湿热不攘，大筋緛短，小筋弛长”，颈椎卡压后，会牵扯胸锁乳突肌。而胸锁乳突肌，下连锁骨，锁骨下缘是我们的肺、气管及支气管。这就会导致两个严重的问题：

第一，颈椎卡压，清气不升，浊阴不降。头脑缺氧，思路不清，混混沌沌。

第二，颈椎牵扯胸腔，压迫肺和气管、支气管，导致呼吸表浅。宗气生成不足，下丹田蓄气亦不足。

我们很多人，嘴里喊着，形气神形气神，但形正气不足时，无论如何也养不足精神。形，可以理解为我们的身体结构、身形。常言道，生命在于一呼一吸之间。所以，大家不要小看呼吸的状态。

俗话说“人活一口气”，而人体之气，来源于先天之精所化生的先天之气（即元气）、水谷之精所化生的水谷之气和自然界的清气，后两者又合称为后天之气（即宗气），三者结合而成一身之气，《黄帝内经》里称为“人气”。

所以，我们常说，肾为生气之根，脾胃为生气之源，肺为生气之主。而肺主呼吸，主司宗气的生成，在气的生成过程中占有重要地位。一方面，肺主呼吸之气，通过吸清呼浊的呼吸功能，将自然界的清气源源不断地吸入人体内，同时不断地呼出浊气保证了体内之气的生成及代谢。另一方面，肺将吸入的清气与脾气上输水谷精微所化生的水谷之气结合起来，生成宗气。宗气积于胸中，上走息道行呼吸，贯注心脉行血气，下蓄丹田资元气。

若肺主气的功能失常，则清气吸入减少，宗气生成不足，导致一身之气衰少。所以，我们扎颈椎的夹脊穴，一则疏通颈椎及肺经，二则松解胸锁乳突肌。这样，我们的胸腔打开，呼吸才不会表浅；呼吸道畅通，清气直达小腹，从而下蓄丹田。

现在正值高温难耐之时，很多人的肺脉却是缩的（肺脉在右手的寸口处），刚才所述是重要原因之一，还有一个重要原因是：夏天，我们的毛窍原本是打开的。但现在空调肆虐，冷空气横行，导致我们的毛窍不能正常地疏泄（物理学热胀冷缩原理）。

当然，这并不是说不要吹空调，毕竟酷暑难耐，没有空调很容易中暑。只是空调一开，冷空气袭来，我们的毛窍开阖就会失常。古人说，应四时而生，夏天腠理开，汗出则泄；冬天腠理闭，津液藏。

但现在，很多人夏天躲空调房，冬天跑去汗蒸，违背四时规律生存。我们的毛孔开阖违背自然规律，身体的代谢就会出现问题。而肺主皮毛，毛窍开阖失常，肺经就相应形成缩脉。根据金水相生的道理，肺经的问题，一定会导致肾经的问题；经络的问题，久而久之，也会导致脏腑的问题。

我们看看手太阴肺经的经络循行原文，出自《灵枢·经脉》："肺手太阴之脉，起于中焦，下络大肠，还循胃口，上膈属肺。从肺系，横出腋下，下循臑内，行少阴、心主之前，下肘中，循臂内上骨下廉，入寸口，上鱼，循鱼际，出大指之端。其支者：从腕后，直出次指内廉，出其端。"

所以，以缩脉针法扎肺经前臂阻滞点（五输穴也分布在肘膝关节以下），不仅可以疏通肺经，而且经气循行，可直入腹腔。然而，现在很多人的小腹肥胖、板结，一点都不柔软。原因如下：

第一，吃得好，消化却不好。经济水平提升，有钱吃、舍得吃、胡吃海喝，导致营养过剩。

第二，运动少。办公一族，学生一党，全是久坐缺乏运动的人群。

第三，颈椎不好。低头族、拇指族，颈椎卡压之后，进一步牵扯腹部。

而小腹肥胖会导致什么问题呢?

第一，脾胃运化失常，肠道蠕动差。很多人吃得好，但不见得长得好，因为食物的营养不能完全被吸收。久而久之，肠道会形成慢性炎症。

第二，变形记里讲到，肠道的慢性炎症会逐渐影响其他脏腑，导致很多妇科及男科疾病。

所以这套针法，先以易罐拔小腹，松解腹部。小腹，就是我们的下丹田，我们的丹田打开之后，才能承接呼吸深入的清气，以及扎肺经引发的经气。这就像生活上，我们在打开水龙头之前，往往把容器先准备好，否则水龙头一开，我们就会手忙脚乱。

这套针法，扎肺经前臂阻滞点，调整皮部的升降出入，引发肺经经气深入小腹；扎颈椎夹脊穴，上舒脑部，下缓胸腔，使呼吸深入，直达小腹；小腹易罐，松解腹部，打开丹田，以蓄元气。此套针法，妙在归元，旨在后天补充先天，故名为补肾针法，妙哉。

很多人在求医问药的过程中，存在严重误区：以为补肾，就应该扎腰阳关穴、腰眼穴，或者扎肾经穴位，最好再吃点鹿茸、肉苁蓉。这种思想导致很多人以为，补身体就是吃好喝好，这样才“长”身体。可是大家有没有想过：我们的药物，不管是补气补血之药，还是补阴补阳之品，哪样药物可以直接把气血阴阳“补”进身体里呢？所有的中药或针刺治疗，都是平调阴阳，调整脏腑机能，使其恢复正常的功能活动。换言之，气血阴阳，是身体本身的产物，并不是外界之物可以补充的。

所以，我们的针法，遵从自然规律，探求生命奥秘。旨在恢复毛窍开阖，平调呼吸，一呼一吸之间，引气归元，强后天充先天。大家记住：最好的补药莫过于使身体恢复正常功能，自行调节。

师徒问答

（一）

徒：请问小腹拔易罐，什么走向？怎么排列？

师：不需要刻意排列，腹部避开大动脉都可以拔易罐。如果条件允许，肩胛区域一起拔，效果会更好。

徒：请问老师，不会扎针，手臂上的阻滞点可以用易罐拔吗？

师：可以，但是因为手臂不好吸罐，所以留罐不方便。

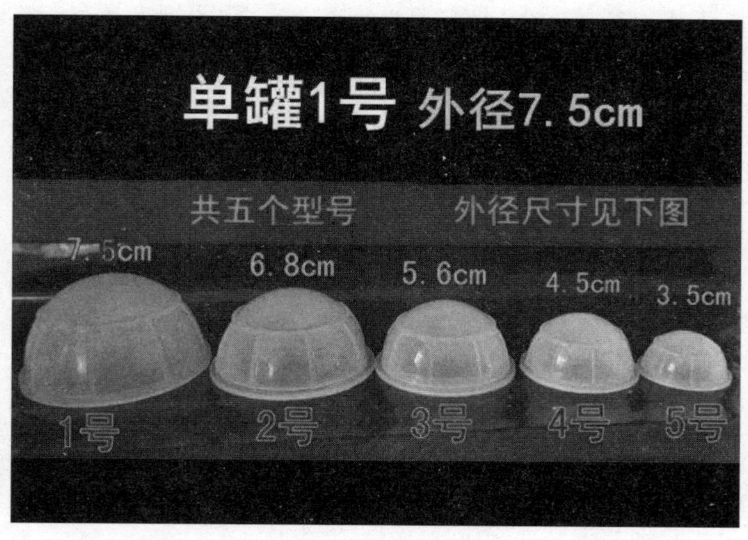

徒：请问下易罐就是这个吗？（上图）

师：是的，这个就是易罐。

徒：怎么寻找肺经前臂阻滞点？

师：循手太阴肺经的循行路线，用食指指腹轻轻点触，阻滞点会摸到颗粒感或疼痛。

徒：扎这个针法可以减肚子吗？就是所谓的“游泳圈”。

师：可以。我自己扎针的时候，四肢的气感一直在充盈小腹。

徒：气是随手太阴肺经流到小腹吗？

师：我当时扎完针去睡觉的时候，很明显感觉到天突穴附近的气直达小腹。

徒：老师这个针法也是自己扎自己吗？

师：不是，我让室友扎的。颈椎活动的时候，扎针不方便，建议大家请专业人士扎这个针法。

徒：这套针法是不是也能治肺病呀？

师：按理说应该可以的，因为肺系疾病，很多关乎呼吸。

徒：如果怕扎针，拍打按摩代替扎针有效果吗？

师：有一定效果，但是拍打的作用力不持久，而且渗透力不够。所以效果如何，需要临床验证一下。

（二）

徒：第一次听说易罐，请问老师，这个易罐跟拔罐有什么区别？

师：易罐是一种罐子，是名词。拔罐是一种操作，是动词。两者无法比较。

徒：易罐和拔罐的效果相同吗？

师：易罐的松解效果好。易罐的好处是，拔上罐后可以活动，活动后会越来越紧，哪怕松了掉下来也不会摔坏。

徒：易罐和普通的火罐、塑料罐作用有什么不同？

师：易罐安全，操作性强，而且会越吸越紧。群里很多是中医爱好者，不是专业的针灸医生。就算是专业的针灸医生，在走火罐的时候，都是很谨慎的。酒精棉球点燃的时候，如果有酒精滴下来，很容易烫伤患者。而且白天操作的时候，因为光线的原因，我们可能很容易忽视。

徒：易罐是用闪罐还是摇罐，还是就吸附在穴位上不做任何手法？

师：易罐吸在皮肤上后，可以不做手法，也可以上下左右轻微摇晃，让它吸附得更紧。

徒：网上有卖的吗？

师：有的，我自己在广州一家器械公司买的，效果还可以。网上的店，您需要注意区别。

徒：易罐要讲究穴位吗？

师：易罐留罐看区域就好，不需要看穴位的。

徒：怎么去区别易罐好坏？

师：罐口的大小，光滑度，都要注意区分。

阳和针法原理

阳和针法，顾名思义，就是疏布阳气，阳生阴长。眼耳鼻舌身意，都会导致我们的阳气逆乱。有篇文章叫“范进中举”，讲的是范进考中了举人，然后兴奋过度，得了失心疯，被他当屠夫的老丈人一巴掌打好了，在中医里这就是情志治疗，其实也就是眼耳鼻舌身意的逆乱。

取穴

任督二脉：神庭穴、人中穴、承浆穴、廉泉穴、建里穴、曲骨穴；

双侧穴位：迎香穴、合谷穴、曲池穴、梁丘穴、外膝眼、血海穴、三阴交穴、太冲穴、陷谷穴。

一共是24个穴位对应24节气。

临床功效

生津液，布阳气，塑形，瘦身，催眠；乳腺结节、阴性肿块、失眠、抑郁症、心情不佳等皆可用。

针法原理

人中穴和承浆穴可以沟通任督二脉，还可以关住嘴巴，眼耳鼻舌身意里面，嘴巴一关住，心就清净许多，祸从口出，病从口入。廉泉穴，转螺旋圈精进的人就会知道，廉泉穴附近很容易板结，大家可以现在揣穴，看看是不是廉泉穴一板结，舌骨就不灵活了。神庭穴，可以提升阳气，静心安神。建里穴，稳住中焦，让中轮运转四维。曲骨穴，以前讲过了，是骨盆阻滞的中点。迎香穴，关住鼻。合谷穴、太冲穴、陷谷穴就是四关穴加陷谷穴，可以条畅全身气机。曲池穴和梁丘穴，可以缓解胃肠痉挛，排出胃肠水气。外膝眼，临床上大家摸摸外膝眼，会发现有一小坨肉，扎针就扎在这坨肉上，这坨肉不是正常的，是人体螺旋力变形扭曲，身体为了稳固而堆积成的。血海穴和三阴交穴，疏通人体微循环，利肾脏湿浊。

师徒问答

（一）

徒：血海穴和三阴交穴，疏通人体微循环，利肾脏湿浊，可以加上气海穴吗?

师：不用，这套针法，整个一个场能就是疏布阳气。阳气达，阴邪消散则真元生。

徒：外膝眼，有一小坨肉，我怎么找不到啊？我摸的是一个窝。

师：轻轻地揣穴，九月份螺旋力针法公益班会教大家如何找。

徒：大腿到臀部的肌肉部板结怎么办?

师：这个要用皮部汤泡澡。

徒：左侧肩井部位酸胀难受，小手指也发麻，是什么原因?

师：颈椎压迫了吧。

（二）

徒：扎曲池穴和血海穴时为什么要抵住骨膜，和抵住腹膜一个道理吗?

师：是的。

徒：扎梁丘穴也要抵住骨膜吗？

师：是的。

徒：没有抵住骨膜是不是效果不好？

师：是的。

徒：亮师讲的扎针“润物细无声”，是不是有效果也不一定要抵住腹膜呢？

师：要抵住腹膜。

徒：抵住腹膜一般要用几寸的针？

师：每个人胖瘦不一样，因人而异。好好学解剖，心里有底就不会慌，安全为主，不确定的地方就扎浅一点。

（三）

徒：阳和针法对扎针顺序有要求吗？

师：从头扎到脚。

徒：月经期间可以扎排水针法吗？

师：经期前三天，后三天，以及例假期间是可以扎排水针的，晚上5点之后不要扎排水针，石门穴要守。

徒：老师，我大腿内侧离膝盖四寸左右，有点痛感，用什么方法好呢？

师：可以扎螺旋力针法调整，或者转螺旋圈，再配合皮部汤。

徒：扎上排水针有痛经的感觉，肚子还一直胀气，矢气，而且扎完后，一整天都是胀气的感觉，这是好现象吗？

师：上述反应是好事，机体在调整的时候，炎症会发作出来。

排毒针法和生殖排毒针法（陈志鹏讲）

说实话，这两套针法，我运用得也不是很到位，毕竟能力有限，只能讲讲我认为的排毒针法和生殖排毒针法。排毒针法和生殖排毒针法，属于亮师影像针法体系，是在排水针法基础上紧扣人体结构和气血运行规律衍变出来的针法，具有排浊毒的效果。

针法配穴如下：

排毒针法

①肩胛区走罐（易罐）或雷火灸；②扎排水针；③扎中脘穴和巨阙穴，以及中脘穴到巨阙穴连线上的阻滞点；④扎三阴交穴，以及三阴交至三阴交上三寸连线的阻滞点。

生殖排毒针法

①扎上排毒针法；②加扎双孔最穴、双蠡沟穴。

针法冠以排毒之名，顾名思义，就是说可以起到排浊毒，将体内粘浊的毒素外排的作用。我个人认为，这里说的粘浊的毒素，指的是粘痰。下面我从几个方面来说说这个粘痰。其实，理解这两套针法的角度有很多，我只能按照自己的理解从以下几个方面讲：

第一，从全息解剖层面看人体的小周天循环，也就是任督二脉：在人体的前面正中和后面正中，后背的肩胛区，相当于前面小腹部的位置。有意思的是，按照垂直对应的原则，腹部的正中线，旁开 0.5 寸是肾经，旁开 2.0 寸是胃经，旁开 4.0 寸是脾经，而膀胱经是在背部正中旁开 1.5 寸和 3 寸。那么可以发现，膀胱经的运行离心宽度，刚好位于腹部经络的缝隙中。那么拔罐的位置，在肩胛区，刚好是膀胱经第一侧线到第二侧线之间的区域。

有人说这个就是数据问题，属于偶然问题。但我个人认为偶然之中蕴含着必然。正中间是任脉和督脉，任脉汇诸阴而主合，督脉得诸阳而主开，任督本来一体，如果把人体的前后两面重叠，也就是忽视胸腔的厚度，就可以发现，膀胱经的两条线，刚好位于肾—胃经之间和胃—脾经之间。当然还有肩胛走罐或者雷火灸的区域，在正前方纵向还对应心肺和膈。我为什么这么说，其实这种前后对应的思路，古人早就给了暗示，不知道大家是否反应过来。为什么有背腧穴！要知道：3 椎肺俞应肺、5 椎心俞应心、7 椎膈俞应膈，可见古人早就建立了前后对应的法度！左右对应更不必说。

所以肩胛走罐、雷火灸，对应的除了松解前面的心肺区、横膈膜，还有全息作用，调整了盆腔的气血。再说一点，心肺区的纵膈，既然是筋膜，就会有蠕动的间隙，就会有津液濡润，就会存痰。纵膈在 CT 中常见淋巴结肿大，可以佐证。那么为什么要用雷火灸和走罐呢？第一个是安全。第二个，雷火灸对应心，温阳散寒行气血，对应心力不足，上焦阳气抑郁不伸达；走罐，疏通为主，对应肺，有散表郁结、通调毛孔水道的作用，为胸腔减压。二者配合，分别对应心阳不足和肺气郁闭痰阻的两种状态。亮师这两套针法可谓思考得全面而透彻！

再说下这两套针法的另一个部分，即排水针法。痰浊在第一步操作了之后，通过松解巨阙穴到中脘穴这一段，至于这里的穴位，都是哪些经络的交汇，请自行参看陆瘦燕老师的书，这里不赘述。通过疏通心下的这一段，让痰浊自降太阴阳明去运化，正是从储痰之器将痰运送回了生痰之源，这点着实很妙！那么，排水针，其实是把脾胃运化之后的痰浊，通过最终的肾中相火的作用，运化吸收，或者排出体外。哪些痰可以重新吸收呢？新痰。哪些痰可以排出呢？顽痰。顽痰的排出，需要津液的润滑，需要筋膜的松动给予足够的空间。所以排水针，可以调动和重新分布水液，聪明的身体自然会照顾到这些老痰，给予松动和足够的津液。毕竟大势所趋，第一步完成了之后，心开肺降，大气斡旋其中，小小的痰块怎么能经受得住洪水的猛冲？

最后还有三阴交穴到三阴交上三寸。也就是从内踝上三寸到六寸，这一个部位，也就是三阴交辐射开的三个穴位：脾经的漏谷穴、肾经的筑宾穴、肝经的蠡沟穴（三个穴位的功效、属性自己去查）。从全息的角度看，足踝对应头部，膝关节内侧对应下焦。所以三阴交穴到三阴交上三寸，包含的区域，仍然是心肺到膈胃这一块。但是，位置属于足三阴经，具有增加津液濡润的作用，顽痰浊毒必须要濡润方能流通，非温阳壮火所能解决。痰浊停留的部位，其实也会是一个遵照全息系统规律的存在。所以你的内脏生成了痰浊，相应的全息部位也会有痰浊停聚，这就是为什么全息可以从正邪两方面解释问题和处理问题的原因。至于经期排毒，原理同前，但是加了孔最穴、蠡沟穴，一个孔，一个沟，正好对应了子宫阴道的孔，阴道内壁和子宫内壁的粘膜沟回的结构，应该是属于影像中医穴象中的以象取穴。以上是第一种理解，也是比较浅显的理解。

第二，从络病的角度看痰浊。络病，源于伤寒，发展于叶氏。伤寒的三个方子，旋覆代赭汤、大黄䗪虫丸和鳖甲煎丸是著名的代表方。叶天士络病的相关知识可以查《临证指南医案》。关于络病，实者，以辛温通络、辛润通络、辛香通络、虫蚁通络。虚者，以辛甘通补和滋润通补。从络病的治疗理念看，都是在一个"通"字上做文章。络中久病，形成伏痰，不通络难以去痰，治疗就总是容易在症状上面和脉象上面治标。伏痰不去，络脉不通，就总是杂症丛生。针灸的治疗，以通为补，双向调节，这就决定了针灸并非猛烈开破之法（只是毫针），有津液则调动，无津液则缓促以生津液。所以在通的过程中，是最能适应人体变化的。而在络病实证的治疗方法上，不论辛温还是辛香，都离不开津液充足的身体条件，不然任何药物都无法调动。实只是一方面，背后的虚也要能够有足够见地！而这两套针法，浊痰多是旧病、久病，甚至经他医乱用辛温香燥走窜之药，耗伤津液之后生成的粘浊顽固之痰。这个痰，一定是入了络，伤了津，甚至是合了瘀血，或者化生顽痰，一般药物无法化解。痰质地稠厚粘浊，夹杂郁热，气不通，血凝滞。所以不去触动这一层痰，病永远无法好得彻底。讲到这里，联想到师父之前的课，比如"洗池塘理论"，比如抑郁症，等等，大家可以自行参看。

第三，从武术的角度看这两套针法的气血流通。个人爱好太极拳，身法虚领顶劲，含胸拔背，松腰塌胯。这三点，异常艰难，尤其是行拳的过程中时时守住。练习过的朋友们，应该都会体会到，虚灵方能升清，顶劲则力可以自坠；含胸，并非把胸部内收，而是放空后让心肺气血自然下坠，任降督升，背部再上拔，将脊柱拉成一张弓。这就是这三点的作用，相信练习过的人都有一点感触吧。

那么这两套针法，肩胛处理，背开则胸空，胸中浊气可以降，做到了含胸。心下处理，则肩劲松弛，背部自然打开，上拔升清。排水针加双下肢取穴，是力从上往下降的几个不容易放松的点。排水针打开了三阴经下肢的通路，气从小腹可以下降，由中丹田降到足心，足心发热，启动肾气，清阳上升，以致虚灵，加强顶劲，周而复始。这就是妙处了。行针结束的时候，病人会有双目清澈、头顶空灵、四肢轻松的感觉。仔细体会脉的变化，扎针之前是脉伏黏浊的感觉，现在则会常常变成中取有力，沉取不再伏，但是如沙流指下的感觉，痰浊被气血冲击得扬起来，就像谷子被风吹动扬起来的感觉一样。这样，身体将痰浊重新运化起来，调整、分布、吸收、排泄，这便是这两套针法给我的感觉。

师徒问答

徒：拔罐有方向吗?

师：我自己操作的时候，一般按照病人的气血状况，颈肩肌肉僵硬，但是双寸沉的，多是上焦水汽，所以拔罐从下向上，取引气上行的意思。但是也可以不管，临床时间就是效率，拔罐拔上了就可以。因为语速较快，很多东西没有讲清楚，逻辑也不是特别严密。我个人觉得，有些东西，不仅仅是在自己身上施针灸进行练习、体会，还要去从解剖病理、生理的方方面面去定位这两套针法，所以我从几个自己认为可以理解的方面，去思考了这两套针法。虽然没有达到师父用出来的效果，但是也有所得。

徒：到时候学着实践一下。

师：针灸之前，先看解剖再下针，知道自己扎的是哪里，不建议盲目实践。

徒：排水针一般扎几针？

师：排水针可以查看前面的讲课记录，有详细讲解的。

徒：三阴交穴至三阴交上三寸怎么扎针？

师：我自己一般扎针时，比如身体弱的，扎针取最虚软的地方；身体壮实的，扎针取最硬结的地方。在这个范围内，身体有几处阻滞点就扎几针。

独孤九针

操作：

1. 拔易罐：双肩宗穴、大椎穴、膻中穴、双乳根穴、双期门穴、双大包穴、肚脐下到曲骨穴。留罐 15 分钟，带罐活动。

2. 针刺：双内关透外关穴、双合谷穴、双太冲穴、双阴陵泉透阳陵泉穴、双曲池穴。

功效：

开心门，祛附体。

心法传授：

肩宗穴，是整个肩胛的中心点，这个穴位是我发现的经外穴，网上查不到的。大椎，阳气集合的点，最容易板结、错位不通。膻中穴，临床发现，只要抑郁、不开心，在这里拔易罐，很容易出水汽。乳根穴，是乳汁往子宫走的门户，人一旦抑郁，这里就关闭，乳腺就容易下垂增生，长东西。期门穴，是气郁的门户，这里开阔，人就容易看得远。大包穴，思虑过重，这个穴位容易郁结堵塞，现代人普遍思虑过重。

脐下到曲骨穴拔易罐，是为了打开纳气之门。内关透外关，是为了打开心怀，外关不能破皮，破皮则漏气。双阴陵泉透阳陵泉，也不能破皮，让人从偏执的思索里打开脑洞，很多时候是思虑导致郁结，郁结导致更偏执的思考。曲池穴，愁肠百绕，曲池穴的穴象，就是幽隐的象。拔易罐后都能打开，以上穴位组成一个整体，拔易罐后就可以打开心门，心门一开，阳气疏布，阴气自散。心门一闭，阴气自生，所以鬼神自心生。

师徒问答

（一）

徒：用几寸的针扎阴陵泉透阳陵泉？

师：根据人的胖瘦程度。

徒：这套针法可以解肝郁吗？

师：可以。

徒：这套针法也有瘦身的功效吗？原理是什么？

师：很多胖子都有幽隐的心事。原理看前面的讲解。

徒：对于期门穴、大包穴那些穴位不是很熟悉解剖的话，拔罐要注意什么方面？

师：拔罐很安全。

徒：拔罐和针刺可以一起做吗？还是起罐后再扎针？

师：先拔易罐，然后扎针。

徒：易罐拔着要活动吗？

师：要活动。

徒：用闪罐代替易罐可以吗？这段时间您说的大多数用易罐，易罐和火罐的疗效有什么区别吗？

师：不能代替，拔着易罐活动起来，松解效果好。

（二）

徒：月经期可以扎这套针法吗？

师：可以扎。

徒：老师，请问曲池穴为什么可以解百肠愁？对“幽隐的象”这个说法不是很明白，为什么会在曲池穴有这个象？

师：你先记住，然后通过内观体会，这个需要功夫。

徒：曲池穴要扎多深？

师：扎到有气泡感。

徒：这套针法治忧郁症应该有效吧？

师：我们正安有个老师跟我说，她用阳和针法治他亲戚见鬼的病，扎了八天，后来看不见了。

徒：脱阳者见鬼？

师：自心生。

徒：容易见鬼和八字有关吗？

师：哪有鬼神，这是鬼神唯心造。

（三）

徒：阳和针法和今天的独孤九针能天天扎吗？

师：不能天天扎。

徒：一套针法不能天天扎，是把老师的所有针法轮流扎吗？

师：轮流扎。

徒：请问失眠可以扎这套针法吗？几十年的习惯性失眠，失眠者在吃安定，不用再加安眠穴吧？

师：可以扎这套针法。要坚持，不用再加其他穴位。

徒：有个病人几十年来浑身不舒服，隔三岔五就要刮痧拔罐，浑身的皮肤都被拔烂了。发现她一个人的时候自言自语，是不是可以用阳和针？

师：可以的。

徒：皮部汤坚持泡多久就可以停了呢？坚持有一个多月了。

师：我每天都泡。

徒：拔罐时，天宗穴会出现黑紫的罐印，这是什么现象？其他地方不紫。

师：天宗这个地方容易劳损。

徒：内关透外关和外关透内关一样吗？

师：开心门，从阴走阳，从内透外，当然不一样。从阴陵泉透阳陵泉，从内关透外关，对应到人体，就是从阴郁到阳光，从内闭到外向，以此开心门。建议临床上多去实践，多去体会。

促孕针法（曾顺讲）

针法操作步骤

促孕针法也叫归元针法。首先我们一起学习一下促孕针法的操作步骤：

1. 拔罐：肩胛缝、第 12 胸椎、第 3、4、5 腰椎、八髎穴、双承扶穴、双委中穴和双承山穴拔易罐。易罐大小视拔罐部位而定，留罐 15 分钟左右，留罐期间人要走动。

2. 拔了易罐之后，还要扎排胃水针法。

注意事项

1. 扎排胃水针法时，腹部穴位扎至抵住腹膜而不扎穿腹膜，不要针刺太深，也不做手法。很多患者腹部板结得厉害，扎中脘穴时气感很强，甚至不敢呼吸，这个时候需要把针往上提，不要抵住腹膜，身体感应到的即使是很微弱的变化也会开始调整，这叫润物细无声。

2. 扎完腹部，最后一定要记得扎双侧足三里穴。

月经科普

从现代医学来看，女性卵巢处于排卵期时排出卵子，男女同房后，精子与卵子在输卵管结合形成受精卵，受精卵成功在子宫内着床，意味着怀孕开始了。如果这个过程中任何一个环节出了差错，都会导致不孕。也就是说女性月经要正常。

女性月经是怎么回事呢？今天来科普一下：女性的内生殖器官由卵巢、子宫、输卵管构成。卵巢的主要功能是产生卵子和合成卵巢激素，子宫和输卵管则是生育器官，卵巢中含有几十万个卵泡，每个卵泡中含有 1 个卵子。青春期之前卵泡基本上没有功能。到了青春期，在脑垂体前叶促性腺激素的作用下，不成熟的卵泡逐渐发育，同时合成雌激素。当卵泡发育成熟并排卵之后，卵泡壁塌陷，细胞变大、变黄，称为黄体，它合成雌激素的同时还产生孕激素。

随着卵巢的变化，子宫内膜受其影响也发生相应的周期性变化。雌激素使子宫内膜增厚，内膜细胞增多、增大，间质内小动脉变得愈加迂曲，呈螺旋状，称为增殖期子宫内膜。排卵后，由于雌激素和孕激素的共同作用，子宫内膜发生水肿，腺体产生大量粘液及糖原，内膜厚度由 1 毫米增到 6 毫米，称为分泌期子宫内膜。如果此时排出的卵子受精了，则受精卵经输卵管运送到子宫内发育，称为妊娠，妊娠组织合成一种绒毛膜促性腺激素，它支持卵巢黄体继续发育；如果卵子没有受精，在排卵后 14 天左右，黄体萎缩，停止分泌雌激素和孕激素，此时子宫内膜中的血管收缩，内膜坏死而脱落，引起出血，形成月经。这就是女性月经的形成过程。

亮师在《为何你的月经不正常》里讲过，女性月经不正常有以下四个原因：

第一，脑垂体的问题。颈、肩、背部板硬的，脑垂体功能都处于紊乱状态。其实就是颈、肩、背部板硬卡压神经和血管组织，导致“下丘脑—

垂体—卵巢轴”失常，神经内分泌系统失调。

第二，现在的人都很抑郁。情绪抑郁，会导致神经内分泌紊乱，月经不调。

第三，盆腔的慢性炎症。

第四，子宫松弛。

在这里就不再赘述了，大家可以上亮师公众号找到这篇文章。

男性不育

讲了导致女性不孕的原因，下面讨论男性方面的原因。因男性原因导致配偶不孕者，称为男性不育症。主要原因有：

第一，生精障碍：如先天性睾丸发育不良、隐睾、睾丸结核、腮腺炎并发睾丸炎或睾丸萎缩、放射线或农药的损害、缺乏某些营养物质、内分泌疾病等，均可引起精子数量减少、活动力降低，或精子畸形，导致不育。

第二，输精受阻：如附睾、输精管、射精管和尿道的病变，可造成精液输送的障碍，从而影响生育。

第三，射精障碍：如阳痿、外生殖器畸形、外伤，以致不能性交，或早泄、逆行射精等，精液不能进入女性生殖道内，也不能孕育成胎。

个人思考

我以前对不孕不育做过一个思考，女性的子宫好比是一块水田，用温度、湿度和营养的关系来解释不孕不育最恰当。考量这块“水田”好不好，主要有以下几个方面：

一、有没有活水来。水田必须有活水，保证稻子不被旱死。同样，子宫里面如果水湿过重（炎性分泌物），受精卵就要被淹死；津液分泌不足，受精卵就要因此枯萎萎缩。

二、光合作用强不强。如果水田旁边就是大山或茂盛的树木，影响田里的作物不能进行充足的光合作用，稻子长出来肯定是瘪的，严重时可能会颗粒无收。同样，子宫里面如果炎症反应太剧烈，有炎症就有热量的释放，也就导致湿热重，受精卵同样活不了。

三、气血足不足。稻田要想丰收，得施肥、拔草、杀虫。同样，子宫里面，又有两种情况，一个是来源和通路的问题。脾胃为气血生化之源，这是来源，产生气血。有了气血，但过不来，输送出了问题，那就要清理输送道路，比如周围组织的黏连板结、神经的卡压、大脑中枢命令没法下达等；另一个是气血营养有没有被除了子宫之外的其他组织挪用，比如子宫肌瘤、疤痕组织等。如果水田的温度、湿度和营养都具备了，还差啥了呢？还差好的水稻种子，也就是男性的精子数量和质量，以及女性的卵子质量，还有达成受精卵的条件。

盆腔温度、湿度和营养要靠大脑中枢神经的调控。颈椎错位板结等会导致肠道不蠕动，肠道不蠕动，就容易滞留垃圾，垃圾再发酵分泌毒素，导致肠粘膜发炎。肠道发炎后，炎性分泌物就会分泌进入盆腔，盆腔就发炎了。盆腔发炎后，女性盆腔里的卵巢、子宫和输卵管都会发炎，男性盆腔里的睾丸、输精管、射精管和前列腺也都会发炎。久而久之，男性和女性生殖系统不断积累毒素，破坏生殖功能，怎么可能孕育胎儿呢？还有一个很重要的情绪因素，抑郁和焦躁不安都会影响内分泌系统，包括精子和卵子的活性。促孕针法也正是为此而生。

细说针法

接下来详细讨论促孕针法的实施。从脏腑经络层面来看，肩胛缝拔罐，肩胛骨上到第二肋骨，下到第七肋骨，此处的经络有督脉和膀胱经。具体来说，此处有背俞穴：肺俞穴、厥阴俞穴、心俞穴。后正中线旁开3寸，便是魄户、膏肓和神堂等调节神志的穴位。

从经络和选穴上来看，在肩胛缝拔罐，第一个作用可以使患者安神定志、集中注意力。治病之要，首在调神。第二个作用，现在很多人颈肩肌肉筋膜板结僵硬，更有甚者圆肩驼背头前倾，压迫心肺，影响心肺功能和宗气生成。在该位置拔罐以松解为补泻，可以松解心肺和膈肌，斡旋胸中大气，恢复肺的宣发肃降和通调水道的功能。水的上源得以疏通，金得以生水，生生不息，肾水便会自足。

第 12 胸椎旁开 1.5 寸是胃俞穴，又正对胃区，松解胃部板结粘连，促进胃肠蠕动，减轻肠道炎症。第 3、4、5 腰椎旁开 1.5 寸分别是气海俞、大肠俞、关元俞，对应的是肠道。在第 12 胸椎作用的基础上，全面调节胃肠蠕动，松解胃肠粘连，以减轻盆腔的炎症。

八髎穴为治疗男科、妇科要穴，盆腔神经经此八孔进入盆腔，在此拔罐正好疏通盆腔神经，恢复神经调控。

为什么要选承扶穴呢？因为长期的坐姿不正确，导致承扶穴这一片身体都是板结僵硬冰凉的，而承扶穴对应的就是盆腔底部，在此拔罐可以松解板结粘连的盆腔。

委中穴位于腘窝之中，穴像对应中焦脾胃，又处于大关节连接处，易积累水湿痰浊。

师父讲承山穴象：心累却不能放手，承山主之。

（亮师补充：承扶穴，是以前骑马用力的地方，也是最容易没力的地方，整个下肢无力都可以从这儿调理。委中，调节中焦血液循环。）

归元解

《素问·灵兰秘典论》：“三焦者，决渎之官，水道出焉。膀胱者，州都之官，津液藏焉，气化则能出矣。”什么叫决渎之官？决渎的意思就是疏浚水道。所以，三焦负责掌管人体全身水道，水道不通畅就是它的问题。把膀胱比作“州都之官”，州都为从三焦所来水液聚集之处，三焦水液在膀胱之中贮存，从膀胱排出，所以膀胱是水液汇聚的地方，称之为

“州都之官”。

《难经 · 六十六难》：“三焦所行之俞为原者，何也？然：脐下肾间动气者，人之生命也，十二经之根本也，故名曰原。三焦者，原气之别使也，主通行三气，经历于五脏六腑。”这套针法，易罐作用于背部膀胱经，意在疏通膀胱经，为什么要疏通它呢？既然三焦水液要贮存在膀胱中气化排出，而三焦为原气之别使，疏通膀胱经，可以使人体元气通畅地进入膀胱之中，最后纳入肾中。肾主纳气，纳的是什么气？是元气。督脉为阳脉之海，阳气达，则阴邪消散，真元生。所以，师父说这套针法也叫归元针法，道理就在此处。

《素问 · 上古天真论》：“（女子）二七而天癸至，任脉通，太冲脉盛，月事以时下，故有子。（丈夫）二八，肾气盛，天癸至，精气溢泻，阴阳和，故能有子。”《女科正宗》说：“男精壮而女经调，有子之道也。”肾主藏精，主生殖，为人体生命之本源。人体元气充盛，冲、任二脉功能正常，男女两精相合，才能孕育胎儿。而冲、任、督三脉皆起于胞中，胞中就是子宫，子宫在盆腔内，所以调理好盆腔间接调理了冲任督三脉。（补充：整个背上的易罐，从上到下，其实就是内外螺旋相互作用，拧毛巾一样，两头一松解，中间盆腔也就松解了。）

那为什么拔了易罐之后，还要扎排胃水针法呢？《素问 · 经脉别论》：“饮入于胃，游溢精气，上输于脾。脾气散精，上归于肺，通调水道，下输膀胱。水精四布，五经并行，合于四时五脏阴阳，揆度以为常也。”其实，这套针法用这一句话就能解释清楚，“脾气散精，上归于肺”，如果肺宣发肃降失常，就不能通调水道（三焦），水道失常，水液下输膀胱就失常，元气下输膀胱纳入肾中也就失常。如果脾胃运化失常，也会导致这种结果。而现代人脾胃没问题的非常少，基本上都有问题，所以最后扎排胃水针，是帮助人体中焦脾胃运转，恢复肾纳元气的这一通路。

师徒问答

徒：这套针法男女都可以用吗？

师：都可以。

徒：留针一小时吗？几天扎一次？

师：与平时扎排胃水针法一样，注意事项也一样，不能天天扎，亮师的针法轮流扎。我自己扎完后，当时精神振奋，但过段时间身体在调整，会有疲劳感。个人感觉这套针法最好一个星期扎一两次。

徒：那是不是还能治疗性冷淡和阳痿？

师：可以，促孕针法让人体元气归源，不要局限在促孕。都是全身的调整，针对男科、妇科问题。

徒：扎针要配合易罐吗？

师：先拔易罐，取罐后再扎针。

徒：这套针法，对于女性，哪个时期扎比较好，经期前、中、后，还是排卵期前、中、后？

师：经前经期都可以，经期可以帮助女性排毒，但不宜频繁扎。

徒：有妇科病的女性扎了也会起到促愈的作用吗？

师：是的。

徒：老师，请问不懂扎针，又没条件经常去扎针，且经常运动训练出汗多的人，如何确保肾气充足，不影响正常工作和学习？

师：我只能大概地说，保持良好的规律饮食、运动生活习惯，凡事都有度。推荐您转螺旋圈，转螺旋圈其实也有归元作用。

徒：肩胛缝拔易罐是拔在中间脊柱上还是两边的膀胱经俞穴上？

师：易罐拔在两肩胛骨之间，涵盖了膀胱经和督脉。

徒：排胃水针法阻滞点怎么定义？用手摸感觉到有结节的地方吗？

师：阻滞点包括结节、痛点、僵硬板结点等，扎针扎多了就知道。

徒：中脘穴，中脘穴旁 4 寸和阻滞点三者间扎针有严格顺序吗？

师：我一般先扎那三个点，定好位，然后再找线上线下的阻滞点。

徒：这套针法晚上能扎吗？

师：晚上不宜扎这套针法，晚上对应四季之冬季，宜潜藏。

淋巴排毒针法（汪东讲）

在我们国家肥胖称为“中国式肥胖”，呈现两种趋势。第一，中青年人中，男人变得比女人胖；第二，青少年儿童超重、肥胖率高，且不再局限于大城市。这个现象说明现代人生活条件好了，饮食不节制，出现营养过剩，肥胖已经成为普遍现象，越来越呈现年轻趋势，马路上的小胖墩越来越常见了，很多男性从风度翩翩变为大腹便便，女性从亭亭玉立变为珠圆玉润，甚至时不时还能听说公交车上，有把未孕肥胖女性当作孕妇为其让座的尴尬事情。

亮师根据现代人的肥胖症状，特创立淋巴排毒针法，拯救我等肥胖人士于水火之中。淋巴排毒针的功效就是：针对大腿肥胖，小腹肥坠，胸背厚。以扎针达到减肥目的，具体操作如下。

针法操作

1. 拔罐：沿 6、7、8 肋间一圈拔易罐至后背，留罐 15 分钟左右，配合做扩胸运动。

2. 扎针：手腕、脚踝皮下针，0.5 寸针破皮即可。手太阳小肠经即扎缩脉针法，1.5 寸针抵触感到有气泡感为止。

针法原理

《难经 · 三十一难》中说："中焦者，在胃中脘，不上不下，主腐熟水谷。"中焦位于上焦与下焦之间，是气血生化之所；是保证五脏六腑上下内外相通的枢机转旋之处；是调节寒热、阴阳、气血平衡的中转站。沿 6、7、8 肋间一圈拔易罐至后背，6、7、8 肋间对应的是人体中焦，通过拔易罐 15 分钟并配合扩胸运动，可以打开中焦皮部的粘连，使之通畅。我自己也被拔过，做扩胸运动时会牵拉得比较厉害，等到取罐时，罐内出现了许多水气，连续拔了几次后发现后背薄了许多。

手腕，脚踝皮下针，0.5 寸针破皮即可。手太阳小肠经即扎缩脉针法，1.5 寸针抵触感到有气泡感为止。手腕针灸主要以手三阳经为主，手阳明大肠经、手太阳小肠经和手少阳三焦经，这三条阳经是人体最易堵塞，也最易藏污纳垢之所，尤其是小肠，小肠也是消化的主要部分，所以再配合小肠经的缩脉针法帮助小肠运化。"若要长生，肠中常清；若要不死，肠中无屎。"所以这也是亮师一直推荐大家吃大黄䗪虫丸的原因，帮助清除肠道垃圾，帮助排毒，可谓用心良苦。

淋巴排毒针法为什么能减肥呢？亮师说过：深层的痰需要通过淋巴排

出来，淋巴堵塞痰排不出来，人才会胖。我们人体有五大主要排毒器官和系统，它们是肠道、肝胆、淋巴、肾脏和皮肤。这些器官和系统的协调工作使人体处于平衡和谐的状态，过多的毒素会使它们因超负荷运转而不能完成任务，某一系统的衰弱也会使机体排毒不畅。因此人体自身排毒受各种因素的影响，自身能力是有限的，必须靠外力帮助解决。

淋巴是什么

我们主要讲淋巴排毒，淋巴是什么？淋巴（拉丁文：lymph）也叫淋巴液，是人和动物体内的无色透明液体，内含淋巴细胞，部分由组织液渗入淋巴管后形成。淋巴管是结构跟静脉相似的管子，分布在全身各部。淋巴在淋巴管内循环，最后流入静脉，部分组织液经此流入血液往复循环。淋巴存在于人体的各个部位，对于人体的免疫系统有着至关重要的作用。

现代医学所说的淋巴系统，相当于中医里说的津液循环系统，它跟血液循环系统一阴一阳，相互作用。津液循环系统属于气分，血液循环系统属于血分。津液亏虚，或循行不利，都可能生热，热会炼液成痰，痰阻气行，又会进一步使津液循行不利，郁而化火，如此恶性循环，进而影响内脏。

淋巴排毒不畅的危害

亮师说“随顺身体，神”，亮师讲过几次对神的见解：顺神者生，逆神者亡。现代人的贪嗔痴念比较重，欲念太多就不能随顺身体，我们的身体不随顺，这身体就会得病，渐渐地五脏六腑就会生病；我们的意念不随顺，就会起烦恼，就有妄想、分别、执着，就容易失神、神乱。

那么，排毒不畅会对人体有什么伤害呢？

1．影响气血运行

毒素不能及时排出体外，被机体重新吸收，就会造成人体中毒，引发多种疾病。体内毒素一旦形成，既可阻滞气的运行，又会妨碍血的正常运行，使人体内血液运行滞缓，从而形成瘀血。生活中有些人面色发暗、口唇青紫，都是体内有瘀血的表现。在这些毒素的影响下，轻者出现神疲乏力、气短等现象，重者导致血管硬化，引起高血压、高脂血症、高黏血症、冠心病、脑血栓等多种心脑血管病变。

2．影响代谢平衡

大量的毒素滞留在体内无法排出，就可能导致机体能量代谢平衡失调，产热过多。我们应该知道，热过多就会生火，又会损耗阴津，平时，人们表现出皮肤瘙痒、干燥、大便干结、脸上长痘痘等症状就是因为代谢失衡引起的。

3．影响脏腑功能

毒素进入体内，会破坏人体脏腑的正常功能，导致全身或局部的病理变化。

正常健康人群的肾中精气具有调节全身阴阳的能力，而一旦毒素进入肾脏，就会造成肾亏，导致体内阴阳失调，出现阴阳偏衰或偏盛。如阴虚则火旺，人就会出现皮肤干燥、瘙痒、大便干燥、口干舌燥等症状；而阳虚则生寒，人就会出现面色暗淡、四肢寒冷、大便溏泻病症。

4．影响精神状态

俗话说，“百病由毒发”。不论是哪一类的病毒，也不论毒素是由外侵入，还是由内而生，都会对人体造成伤害。

现代医学认为，某些毒物作用于人的中枢神经系统和内分泌系统，不仅会影响人们的精神状态，引发失眠、精神失常、思维迟钝，还可导致情志改变，如神情冷漠、郁郁寡欢、忧虑烦躁等症状。

5．影响养颜美容

面部色素沉着及皮肤衰老都会影响美容。而体内的毒素就是导致皮肤问题的重要因素之一。各种毒素可以作用于下丘脑、垂体、肾上腺轴等部位，导致皮质激素增多，产生老年斑、黄褐斑等。而且，如上文所提到的，毒素还可以促使自由基的产生，这是面部皱纹增多，皮肤衰老、有碍美容的重要原因之一。

6．加速人体老化

造成人体衰老的原因，无非就是气血失调、阴阳失衡、脏腑功能失调等因素。人体协调阴阳平衡和脏腑的功能，会随着年龄的增长逐渐减弱，如果人们长期受到外毒、内毒等毒素的侵害，就会使阴阳失衡加速，从而影响营养物质的吸收、转化及毒素的排出，损害脏腑组织，使其功能减退，就会致使人体提前衰老。

常感头痛，注意力不集中，身体莫名的不舒服，常感腰酸背痛，四肢酸软，浑身无力，晚上翻来覆去睡不着，脾气不好易激动，口臭，长口疮，还时常头昏头痛，脸上长斑块，皮肤干燥没有光泽，便秘，皮肤发痒，经常性的过敏，经常性的脸上长痘痘，出疹子，红痒难受。如果经常出现上述情况，那么要注意了，“毒素”早已进入了你的血液，正不知不觉地侵蚀着你的健康。淋巴系统是人体的免疫系统，也是人体的防疫站和回收垃圾站，防止外界的细菌感染和回收体内的垃圾毒素，所以我们大家有空多扎淋巴排毒针吧，益处多多。

师徒问答

徒：最近明显感觉左边的眼角周围出现暗色了，不明显，但是整个脸色比以前感觉显老，今年32岁。通过老师讲的这个方法，可以改善吗？

师：可以改善的。淋巴排毒针，排毒的同时，也改善气血循环，美容养颜。

徒：有的时候确实是昏昏沉沉的，浑身没劲。但是暂时还不会汪老师说的排毒针法，有没有其他的方法?

师：考虑是否颈椎有压迫的因素，可以从调理脾胃入手。亮师的排胃水针可以试试。

扎针的细节（于传沛讲）

讲起扎针，首先要有针

我以前一直都是用环球牌的一次性无菌针灸针，而且是 0.35mm 比较粗一点的，针感强又容易进针。记得师父的老师讲过，古代的针也是比较粗的，那样效果比细针好。长度就看人的肥瘦和扎针部位吧，我用的是这几种规格的针：0.35mm × 13mm，0.35mm × 25mm，0.35mm × 40mm，0.35mm × 75mm。

师父说过，皮下粘痰水湿重的病人，针下也会感觉粘滞。但是我前两个月进了两批 0.35mm × 40mm 的环球牌针灸针，都是进针难，甚至扎不进去，即使扎进去了之后，提插感觉都是粘而滞涩，我就发现有点不对劲，然后改换 0.35mm × 25mm 的针却没有这种现象。问了商家，一天后给的答复是：厂家也发现了针的质量问题，已经召回。所以选择针具很重要，我现在不用环球牌，改用华佗牌的针了。

扎针前要揣穴

我在江西九江都昌跟诊的时候，师父教过我们揣穴：大概就是用手指搭在穴位上，然后再用手轻轻触摸、按压去体会。它可以是结点样、气囊状等，也可以在经络循行线上滑行触摸，找到这个反应点，再扎针，这样效果会好很多。而揣穴是要反复多练的，这样才能让你的手指越来越敏感。

扎针的深度

师父说过，经络气血是在皮部间流通运行的。我觉得扎针调气血的话，就应该把针尖停留在皮部间，而腹部扎针不能扎穿腹膜，不然容易引起医疗事故了。就腹部来说，我的扎针体会是这样的：针尖快速透过表皮真皮层后，会有一个空档，再往里就是腹直肌，会有抵触的感觉，继续进针，针尖透过腹直肌后就会有突破落空感，再往下一点点就到达腹横筋膜。我觉得扎到这一层应该就可以，再进就是真正的腹膜。不过也可能不完全是这样，因为有个体差异。

我扎针一般都是直刺的，但是遇到几个特别的病人：下腹的皮部还比较正常，但上腹（胃区）的皮部瘦得连针都立不起来，刚透皮，再进一分，就有抵触感了，而且发现针柄随着呼吸上下摆动，幅度还很大，病人还感觉比较痛。因为这些人的皮部真的很薄，随着呼吸的节律，腹膜层与肌肉层之间的移动摩擦带动了针身的上下摆动。我想这种情况只能斜刺甚至平刺了。

扎针的时候不能受凉受寒

师父在正安中医诊所给病人扎上针后，会架个铁架子，然后再在架子上面盖一张毛毯，这样身体暴露的部位就不会受凉。我的诊室里冬天有暖气，现在是夏天，只要扎腹部的穴位我都会在腹部照神灯保暖。如果不保暖，不盖毛毯，病人都会说肚子凉，而且有些人本来就是因为腹部冷来扎针的。

扎针后感觉困乏

在我扎过针的病人中，大多都是扎针后觉得整个人都轻松了。但是也有几个病人反馈说：扎针几天后觉得很困很累，总想睡。这是为什么呢？我觉得，扎针本来就是要调动气血去冲击疏通病灶，在排病过程中恢复了身体的正常循环，有些人底子厚，就会觉得很轻松，而有些人本来底子薄，调动气血后，如果气血养分不能得到及时补充（又或者加班熬夜消耗气血更大），就会感到困乏，所以需要休息，可以适当喝点鸡汤之类的进补。

因此，如果没有配好穴位最好还是不要一次扎太多穴位。不仅消耗病人的气血，也耗医生自己的气血，因为扎针首先要认真揣穴，还要体会针下感觉，我一天扎十几个到二十个病人，有时也感觉很累。所以一般我都让我的病人扎七天算一个疗程，然后休息一段时间再扎，或者隔天扎一次，有个缓冲修复的时间。

扎针后出汗多

有一个男病人，扎针两次，第三天一过来就说，今天一动就出汗，还有点累，走过来衣服都湿了。还有一个女病人，扎针前，几年来都只有头面出汗，扎针几天后，全身都有汗出了，而且感觉很轻松。我觉得，出汗，也是排病的一种方式，皮部气血疏通了，将体内的瘀毒寒气化成凉汗、粘汗排出体外。当然也可能是皮部气血不足了、固摄能力差了，这个跟扎针几天后感觉困累的机理是一样的。扎针本来就是调动气血去冲击疏通病灶，如果你的身体底子薄弱，气血跟不上扎针修复疏通的程度，就会显得气血相对不足，这时候不能操之过急，要补充气血能量，并配合中药内服，扎针不能太深，一层一层地慢慢疏通（师父说要“润物细无声”），也可以隔天扎一次，而那位男病人的反应就是这种情况了。

普遍反映扎针几次后，扎针痛感越来越强

我觉得有两种可能性。

一种是：针刺手法不当，如透皮不够快，或者扎到血管，等等。有些血管避免不了，因为你在他皮肤表面看不到血管，但是有些人皮厚，针扎进去后下面的血管扎破了就会很痛，所以有时候拔针后，虽然你当时没看到他出血，但是第二天一来，却看到青紫瘀黑的一团，可以用热毛巾温敷五分钟，然后一周左右会恢复的。

另一种是：病人因为长期病理的原因，对刚开始的针刺刺激不敏感，经过多次针刺后，气血得到改善后，神经修复，局部组织对针刺开始敏感而产生的反应，这是好的现象。

师徒问答

徒：以前记得您好像说过，您给自己扎排水针。请问自己给自己扎，要采用什么体位呢？坐着可以吗？

师：我是半躺位扎的。

徒：我给自己扎过一次，躺着扎的，扎完拍了个照，一看，不可避免地扎歪了。

师：试一下半躺位吧，我感觉还可以。

徒：这样呀，半躺位扎好之后，可以改变体位躺下吗？

师：扎上了针再动的话，针下肌肉间会扯痛。我再补充一下自己半躺位扎排水针的感受：快速破皮是没有痛感的，破皮后一定要缓慢进针，这样才能体会到针下的感觉：抵触感、突破落空感、扎到血管的刺痛感（第二天我也瘀青了），然后到达腹膜，会有一下子往下体传导牵引的感觉，到达这个位置最舒服，没一会儿就有那种肚子在往里面收缩的感觉，然后整个腹部非常轻松。大家一定要掌握好扎针深度。

徒：老师喝鸡汤有什么讲究吗？喝其他的补品可以吗？

师：我觉得主要还是补充一下能量就行了，俗话说的补气血。

螺旋力针法体悟（黄佳美讲）

螺旋力针法（亮师）

扎针操作

1. 晚餐后半小时，着宽衣，适量补充温开水，去枕平卧。依次扎双侧太溪穴、阴陵泉穴、阳陵泉穴、血海穴、曲池穴、孔最穴，腹部中脘穴、曲骨穴。

2. 四肢穴位针刺至有气泡感、不捅破为佳；血海穴宜扎到骨头，刺激骨膜；腹部穴位抵住腹膜，注意不能扎破。

留针体悟

1. 扎针后，前二十分钟（留意时间，方便日后临床总结）针感尚不明显；二十分钟后，双下肢气感明显，呈螺旋式上升，牵扯至骨盆；随后十指麻木，牵扯至双侧肩井穴处，左侧尤甚；四肢偶有不自主抽动。

2. 随后左侧合谷穴附近瘙痒，放射至温溜穴附近，几度抬右手挠患处。初中毕业后，无明显诱因发作荨麻疹；未经系统治疗，后成慢性荨麻疹。大学时期至今，接触户外等特殊环境，或者给患者把脉，均可诱发。这次扎针引发慢性荨麻疹，瘙痒持续十分钟，随后恢复正常。

3. 关于慢性荨麻疹，补充一点：在准备《皮部与玉屏风散》上课资料时发现，其实慢性荨麻疹和顽固湿疹与性格息息相关。这在西医上，有调查研究，具有统计学意义。慢性荨麻疹患者多数争强好胜（中学时代尤其明显，承认也无妨，因为要正确认识自己的不足）；而顽固湿疹的患者大多性格压抑、欲望或者想法得不到满足。这一点，可以运用交感神经和副交感神经理论解释，且在袁弘主编的《自我催眠术——帮助你减轻慢性疼痛》一书中，具有经典的医案和精辟的分析。

4. 与此同时，左侧桡骨茎突感觉有异物突出，牵扯到食指处，沿手阳明大肠经循行。持续十分钟左右，觉手臂放松，异物感消失（平时玩手机，习惯性左手拿）。

5. 四肢放松后，气感流通至腹部，感觉柔软；腹部取穴循任脉，如中轴，中转周身，连接上下，如通道。

徒手微整形（邓丽芬师姐）

徒手微整形操作

1. 去枕仰卧位，着宽衣，施术者依次做治疗。

2. 因徒手微整形之前，行螺旋力针法。所以关于后续的疗效，无法分辨具体是哪次治疗带来的效果，暂且称之为综合效果吧。

3. 借此提醒诸位：寻医问药途中切不可三心二意，只因螺旋力针法与徒手微整形有太多的相似点，且当时抱有探讨式学习的心态，才敢“以身试法”，但平日里必当一心一意。

徒手微整形体悟

1. 一开始觉右下肢明显抽动，右侧外踝关节紧绷感明显。因右脚踝习惯性扭伤（严重时一周两三次，最少一个月一次），刚开始怀疑是鞋子问题，后来发现不管穿多贵的鞋，多平跟的鞋，怎么小心都能崴到右脚。虽然每次经针灸治疗后，症状明显改善，但时常觉察到外踝关节紧绷。想明白之后，才确定不是鞋子问题，而是脚有问题。

2. 比较有意思的是内外螺旋的双重修复。徒手微整形进行20分钟后，小腿内外两侧气感一上一下（内下外上）来回流动，就像我们搓手一样来回往复。从左小腿——右小腿——左大腿——右大腿，依次流动。然后，左腿外侧与右腿外侧形成一上一下的气感周流（经腹部运转），左下右上，持续大约20分钟，后觉长腿短修复、骨盆复位。

3. 我之前留意穿过的布鞋，很明显的内凹，说明足底板受力不均衡；而足底板受力不均衡，大抵是因为骨盆不正。而且，我右腿长于左腿，所以经常习惯性右外踝扭伤。

4. 人体特别有意思，它先修复了下肢各自的螺旋力，再修复一起的螺旋力，最后修复骨盆螺旋力，而且骨盆的修复过程持续很久。

治疗后修复

1. 周日下午6点左右，广佛地铁快到祖庙站的时候，觉左侧股骨头大转子在转动，牵扯至左侧胁肋部，痛甚（2014年3月份，患胆结石，在继圣堂靠师父针灸治愈）。出地铁口时，牵扯至下腹部，累及子宫处，蹲下来按住腹部，持续好几分钟缓解。半小时后，恢复正常。

2. 周一上午9点左右，行例假。因身体修复过程甚觉疲惫，遂请假回宿舍休息。躺床上后，觉右侧的股骨头大转子修复，牵扯感很强，并且一度牵扯到子宫。但我那时太困，不小心睡着。两小时后醒来，感觉两边的股骨头力量平衡后，骨盆正位了，子宫处的牵扯感消失。

螺旋力针法（汪东师兄）

扎针操作

如上述方法，增加巨阙穴（新的螺旋力针法，增加这个穴位）。

留针体悟

1. 这次扎针与上次明显不同，右边针感强于左边。四肢修复的力量向内渗透，而且放射至腹部的力量更强。

2. 最明显的感觉是上颌往上提，牙齿不自主“打架”，双侧颧骨处的肌肉往上提。

3. 右耳鼓胀感比较强烈，一度想掏耳朵。之前，我觉察到自己每次戴耳机听音乐超过一定时间，右耳明显难受，但左耳不会。（大学以前，因父亲管教太严，所以戴耳机听音乐的机会不多；但读研之后相对自由，所以放纵自己长时间做喜欢做的事情。但事实证明这是要付出代价的。）

4. 取针后，觉察手臂瘦得明显，脸也小很多。

塑形散（黄佳美）

塑形散操作

将塑形散与橄榄油 1:1 等比例调配后，用脐贴将其依次贴在双侧太溪穴、阴陵泉穴、阳陵泉穴、曲池穴、孔最穴，腹部曲骨穴、巨阙穴、中脘穴，随后入睡。

塑形散体悟

1. 子宫慢慢向上蠕动，挪动的距离不远，但力量很强，持续时间很久。一直到周三午休时，觉得子宫的位置往上提了（我一度怀疑自己子宫下垂，但因之前未行 B 超检查，所以在这一点上不过多解释）。

2. 亮师提出：月经期间扎排水针效果翻倍，大家可以尝试一下。

螺旋力针法（邓丽芬师姐）

扎针操作

同螺旋力针法。

留针体悟

1. 觉察左侧小腿肚痛感比较强烈，伴有牵扯感，右侧没有。这种痛觉，让我想起小时候，每次半夜腿抽筋，第二天，左侧小腿肚都会酸痛影响行走。初二那年，半夜痛得非常厉害，哭了起来。爸爸赶过来，问是怎么回事。我哭着说小腿抽筋；他问是不是睡觉时，把腿蜷缩起来，所以影响血液循环了。我仔细想了想，说是；他说，那注意点，睡觉时把脚伸直就没事了。也不知道是心理作用还是什么，那次之后，印象中确实没有再抽筋。

2. 但半个月前，凌晨四五点，雷雨交加。我被吓醒之后猛然起身，左侧小腿抽筋得非常厉害。无意识地喊了一句“救命”，把室友们吓醒了。印象中这是最疼的一次，当时自己默默地流泪，然后给自己按摩；随后戴上耳机听师父的中枢催眠词，才慢慢改善。正常上班，但跟诊期间，依旧觉察小腿肚隐痛。

3. 蚁行感比较强烈，以右侧血海穴位附近为甚，其次是左侧阴陵泉穴、右侧阳陵泉穴附近。

螺旋力针法（赖瑞琪师姐）

扎针操作

同螺旋力针法—前面已讲过。

留针体悟

1. 觉察右侧胸锁乳突肌、颈椎疏通顺畅，头脑清醒。

2. 例假最后一天，觉察子宫依旧往上挪动、复位。

3. 前两天因生闷气，引发嗽疾，咳得上气不接下气，甚至伴发呕吐。后经心理调整，仍间中咳嗽，无痰，但觉喉咙有热感。取针后，咳嗽明显好转。

4. 扎针后困意绵绵，安然入睡；醒后感觉全身放松，心情愉悦。

第四章

生活保健妙招

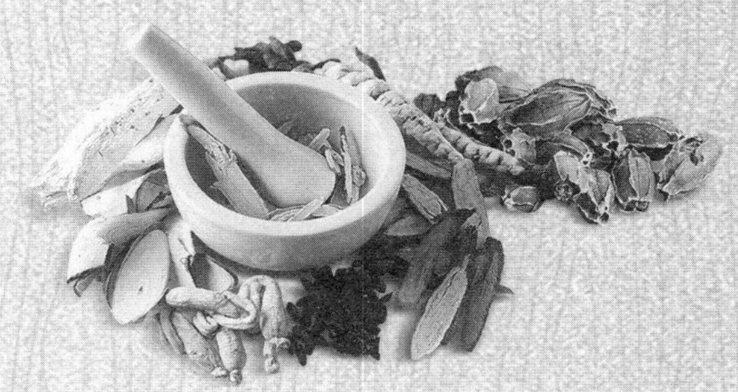

如何更好地养育宝宝

如何断奶

家长：小儿断奶有何讲究？

师：不要这么热的时候断奶，等天凉点。

家长：母亲吃点什么断奶时才没那么难受呢？

师：可以吃点淮山药。回奶用 120 克生麦芽煮水喝。

家长：像市场上的那个小儿补钙铁锌之类的营养品，有必要给孩子吃吗？

师：我觉得没必要。

家中常备淡豆豉

家长：3 岁男孩子有过敏性鼻炎史，现在经常揉鼻子、眼睛，老师有什么好办法？

师：保和丸 20 粒，淡豆豉 10 克，煎水喝。把保和丸用水化开。

家长：吃多久？

师：先吃一个月试试。

家长：11 个月的宝宝流鼻涕怎么办？

师：淡豆豉15克，煎水给他喝。淡豆豉，性味辛平，适合风寒风热外感，没有偏寒偏热之性，可作为家中常备。

家长：现在九岁女孩开始乳房发育了，应该怎么样调护呢？我给她每天捏脊，这两天开始泡起了皮部汤。

师：这个是阳明燥热，用白虎汤泡水喝。

皮部汤泡脚

亮师：七岁以上的孩子，可以每天用皮部汤泡脚，能够调理小孩子的肠道、扁桃体，个子更快长高，但一定要坚持。

家长：七岁以下呢？

师：七岁以下可以多捏脊。

家长：一般要泡多久？

师：一天泡半小时。

家长：四岁的宝宝可以泡吗？

师：药水不要进了眼睛和嘴巴里就可以泡。

家长：每天泡半小时，是泡几个月呢，还是长期泡？

师：长期坚持泡。

家长：小孩腿上冬天长了湿疹，用皮部汤泡澡后，大部分湿疹没了，但有两块地方还是没好，怎么办呢？

师：继续泡。

家长：还有就是上了半年幼儿园，孩子经常喉咙发炎、咳嗽。

师：可能幼儿园吃的很杂，肉食太多，改变饮食习惯。

皮部汤攻略

皮部汤忌口服及擦拭眼睛、耳朵等五官；禁止两人或多人一起使用；有心脏疾患者禁用。文中出现的所有药品请在正规医师指导下使用。

儿科病的大体思路

小儿科，病情变化迅速，但气也轻灵，随拨随应。其实小儿养护不能太过，也不能不及，好多宝妈是中医粉，对抗生素非常排斥。前段时间，我看了个脚感染、耳朵感染的宝宝。我开了两剂药，说第一剂药如果不退烧，建议配合点滴，防止败血症的发生。宝妈直接把我微信拉黑了。抗生素是伟大的发现，我们不能像前些年一样把它捧成神，现在却又把它贬成鬼。当用则用，不可滥用。

临床上看的儿科病，最多的就是扁桃体发炎。有时候看扁桃体不红不肿，医生就排除了这个部位，结果过几天红肿化脓了，中药或者点滴都很难控制住，怎么也得高烧几天。我临床总结发现，只要把脉，腕横纹灼热的患儿，就可以定为扁桃体郁热（红肿化脓前期），就可以用这个药对：山慈菇 9 克、连翘 9 克、淡豆豉 11 克。儿科还有一个很大的问题，就是肠道脏，舌苔厚腻，口气重，大便秘结，不爱吃饭。这时候可以在上面的药对里加小的保和丸 30 粒，一起煎水服用。我治疗许多小孩子的鼻炎，用这个思路，效果很好。（文中所说保和丸小丸，请在正规医师指导下用药。）

现在有许多小女孩提前发育，就是阳明燥热，可以用小剂量白虎汤泡水喝。治疗小孩子的病，我不赞成用附子、细辛这一类的猛药，除非是辨证真的需要。淡豆豉，性味辛平，适合风寒风热外感，没有偏寒偏热之性。在家里自己辨证不准的时候，可以尝试用我这个药对加保和丸。喉咙下听起来有痰鸣音，可以加浙贝母 10 克、前胡 8 克。孩子容易出汗，加全瓜蒌 15 克。脾胃弱，加淮山药 15 克、白茯苓 15 克。轻微的发烧咳嗽，皮部汤泡泡就好了，退烧后，两天内尽量都不要吃鸡蛋和荤食，要不然很容易食复。孩子胃口不好，可以用葡萄糖泡水给他喝，补充能量。最近暑湿很重，加滑石粉 15 克（布包，先煎）、竹叶 15 克、西瓜皮 20 克。发烧不出汗的，加香薷 5 克。咳嗽，有黄痰，不发烧的，加鱼腥草 30 克、生姜 2 片、浙贝母 7 克。如果咳嗽的时间超过一周，一般都有咽喉郁热，就要加我的药对，大家仔细摸孩子的腕横纹，会发现有灼热的感觉。

师徒问答

（一）

徒：请教先生，淡豆豉买不到，可否用加了盐的炒菜用的那种咸味豆豉代替？

师：也可以，但最好是淡豆豉。

徒：容易出汗为什么要加全瓜蒌？

师：现在除了非常虚弱的孩子，一般的孩子出汗都是体内有痰热。

徒：山慈菇 9 克、连翘 9 克、淡豆豉 11 克、保和丸 30 粒。这个方子也适合平时胃口不好，大便干的小孩吗？可以经常吃吗？一般连续吃几剂合适？

师：适合，不建议经常吃。一般吃 5 剂。

徒：可以请问亮师小儿遗尿的病机吗？

师：小儿遗尿，一般都是睡蒙了。我记得很清楚，小时候想拉尿，尿桶就来了。还有一种，尿频不愿意起床。尿频的因素就很多了，这个下次聊。

徒：小孩夜晚睡觉总是磨牙怎么回事？

师：磨牙，一般是牙齿痒，小孩子无非肠胃积热。可以吃五剂试试，加六味地黄丸 15 粒，一起煎水。这个病我看得很少。

徒：小儿感冒高烧如何辨证及治疗？

师：刚讲了，试试我说的方子。

（二）

徒：王老师，十个月大的女婴手脚一直不闲着，不愿躺不愿坐，老让人扶着蹲下起来蹦跶，抱着她，她也不老实，在大人身上前后转圈，还特别容易出汗，这一般是什么原因？会不会是多动症啊？

师：这很正常，可以喂点甘麦大枣汤，每一味药 5 克的剂量。这个一般不属于多动症。

徒：3 岁小儿小腹以上热，手臂也热，唯独下肢凉，脚更凉。这种情况适合用亮师的药对吗？

师：大便怎么样？

徒：大便两天或三天一次。

师：给他用皮部汤泡脚吧。

徒：亮师，您以前给过的小儿退热方，假如吃一剂还不能完全退烧的话，继续吃多少剂比较合适呢？

师：吃一剂不退烧，去医院就诊。

徒：两岁多的孩子，脖子旁边有一个淋巴结，该怎么样消除？

师：观察吧，先不用管。

徒：皮部汤随时都能泡吗？

师：可以，水温冷到常温，不然出汗太多。皮部汤不能入眼睛，也不能喝。我很多小儿病人，不长个子，瘦弱，泡皮部汤一段时间后，长个子了，结实了，不容易生病了。

徒：我家孩子脖子上有淋巴结，用金银花洗澡越洗越大，又长了新的几个，是发出来了吗？

师：是的。

疤痕的好与坏（曾顺讲）

大家觉得随着人的年纪增大，脸上皱纹越来越多，这是正常现象吗？当人体皮肤受到一定伤害，进行修复时产生疤痕是正常现象吗？

如果是正常现象，那为什么如今还有那么多人想消除身体上的疤痕呢？我想总结一下，大概有以下原因：

第一，爱美之心人皆有之，疤痕影响美观，尤其脸上等暴露在外旁人可以看到的部位。

第二，疤痕所在处有瘙痒、疼痛、感觉差异等不适，甚至成为引起其他疾病的根源。

第三，影响人美观的疤痕，所带来的忧郁、焦虑、自卑和恐惧等心理疾病。

那么疤痕是怎么形成的呢？在正常的皮肤受到伤害之后产生的纤维化区域就是疤痕。疤痕是一种纤维组织，用来取代受伤或疾病的正常皮肤组织。我们最常见的原因就是受伤和手术。伤口愈合可以分为以下三个阶段。

1. 发炎期：皮肤受伤导致真皮层血管破裂，进而导致血细胞和其他血液成分向外渗漏；血小板附着、聚集和释放一些凝固因子促进血栓的凝结；血栓可以作为其他到达此处细胞的骨架，如嗜中性白细胞、单核细胞和纤维母细胞。血小板不止促进止血血栓的形成，也会分泌一些介质帮助伤口愈合，其中最重要的是血小板衍生生长因子和转化生长因子——β 1。

2. 增生期：又称为细胞增殖期，以血管新生、表皮再生、胶原蛋白沉积和伤口收缩为特点。

3. 重塑期：又称为成熟期，通常在受伤后三周开始持续到约两年，所需时间长短和伤口大小相关。在这个阶段，当正常伤口愈合后，肌纤维母细胞会由细胞凋亡而消失，形成正常的疤痕。在病态状况下，肌纤维母细胞不凋亡，会持续制造多余的细胞外基质，形成不正常的疤痕。

一个理想的疤痕是什么样子的呢？一个理想的疤痕是平整的线或平整的皮肤表面，其中包含少量的色素沉淀，没有任何不规则质地或影响周围皮肤的皱缩。而不正常的疤痕形成受各种因素影响：伤口种类（创伤、烧伤或手术）、位置（前颈部、胸部、耻骨上部及关节经常会受到机械力的影响）、治疗（手术技术或放射治疗）、相关慢性疾病（糖尿病、动脉灌流不足）、性别、怀孕、年龄、种族、皮肤种类或生活形态（阳光曝晒、抽烟）。不管正常或者不正常的疤痕，都可以进行分类，一般有以下几类疤痕：

1. 肥厚型疤痕。为凸起的疤痕，其发生原因大致是在伤口愈合的重塑期，胶原蛋白过度增生而其破坏受到限制。颜色通常是粉红色或者红色，凸起、坚硬，会瘙痒和触痛，常出现在压力增加、能活动的区域，或烧、烫伤处。

2. 蟹足肿。为凸起、红紫色、结节型的疤痕，并且会因部位的不同、以不同的方式侵犯到附近的皮肤。产生的不适症状比肥厚型疤痕更多，如：疼痛、瘙痒、生理不适、灼热感、感觉迟钝。蟹足肿好发于皮肤较黑者，但是它会发生在任何一个人身上。

3. 膨胀纹。也称作皮肤扩张纹，为线型排列的皮肤皱褶，为最常见的萎缩型疤痕。最具代表性的产生原因为怀孕、体重快速增加、青春期与成长发育，以及类固醇的过度使用（口服或局部）。怀孕为最典型的产生原因，如妊娠纹的产生。

4. 萎缩型疤痕。该疤痕为平坦的疤痕，其成因为急性发炎、创伤或疾病而导致的胶原蛋白破坏与真皮层萎缩。萎缩型疤痕大多长得较小，且中间凹陷。发生原因包括：结节囊肿性痤疮、病毒感染性的血管性疾病，如孩童时期的水痘、手术、药物与创伤。

5. 痤疮型疤痕。当痤疮结束了活性期，便可能开始结疤。痤疮型疤痕主要分成两种类型：萎缩型与肥厚型。若是产生了肥厚型的痤疮疤痕，就可能发展成肥厚型疤痕或蟹足肿。

一个事物总有两面性，有利有弊，疤痕也不例外。皮肤是人体最大的器官，主要承担着保护身体、排汗、感觉冷热和压力的功能。皮肤覆盖全身，它使体内各种组织和器官免受物理性、机械性、化学性和病原微生物性的侵袭。人和高等动物的皮肤由表皮、真皮、皮下组织三层组成。对于人体皮肤上的疤痕来说，它终结了炎症的继续发展，避免了组织坏死，甚至坏疽；防止感染扩散到血管里，引起败血症的发生；是大多数外科病人的福音，维持了人体组织的完整性与延续性。

但是，从另一个层面来看，人对疤痕又是恐惧和讨厌的。尤其是以下几种常见的疤痕。

1. 烧、烫伤疤痕：烧、烫伤疤痕都会影响外观，所以这类患者中时常会出现经历创伤后压力症候群，导致出现忧郁、焦虑与社会交往互动上的困难。就算只是小的烧、烫伤疤痕，也可能造成心理上的挫折。

2. 痤疮疤痕（青春痘疤痕）：大家都经历过脸上长青春痘的时候，我也长过，而且很多，青春痘非常容易造成人的自卑、胆小怯懦和退缩，甚至不想和人说话，出现社交恐惧症。尤其是女性患者，容易极度忧郁，甚至有自杀的倾向。

3. 蟹足肿与肥厚性疤痕：除了身体上的疼痛与瘙痒外，还会引起睡眠障碍、忧郁和自卑。

世间万物都有疤痕

理论知识的学习是枯燥无味的，大家对疤痕有了初步的认识以后，下面谈谈我自己对疤痕的理解。我觉得不仅只有人是以疤痕的方式修复伤口，所有天地生灵都是以疤痕的形式修复伤口。如果用利器划破树皮，你会发现被划破的地方马上就分泌树脂，覆盖住伤口，再过一段时间再去看这个地方，你会发现填满了树脂，最后这个地方慢慢变黑变干燥，像人类的疤痕一样难看。

树木的疤痕时间长了，慢慢将导致疤痕所在树枝的腐朽，经常可以看到有些树木一半腐朽，一半完好，我看到最为明显的是桃树。记得小时候小伙伴们上树偷桃子，看着好好的覆盖树脂的桃树枝，一脚踩上去，树枝断裂，摔得人仰马翻。桃树分泌的树脂既是炎症的修复液，更是一味很好的药材——桃胶。还有松香和安息香都是很好的药材，都源于植物的伤口修复液——树脂。

一部变形记

人体的疤痕，看起来是对伤口的修复，其实这是假象，因为疤痕只是以另一种方式对伤口代偿，伤口下面的炎症组织还在，而且增生的血管等组织更加丰富、源源不断。从变形记来说，疤痕刚开始出现的时候只是引起皮肤等周围组织的挛缩，等疤痕组织慢慢浸润和发展壮大，会影响深层的肌肉和筋膜的改变，“大筋緛短，小筋弛长”，从而导致整个身体的变形，疤痕形成的开始，就是身体变形的开始，疾病的开始。例如剖腹产疤痕。

大家觉得剖腹产手术后的伤口，随着伤口的结疤，真的完全修复好了吗？表面上看起来是如此，其实疤痕下面一直都有慢性炎症，炎症渗出物（中医上讲的痰湿瘀血）不断分泌和浸润周围的肌肉筋膜，导致肌肉筋膜的粘连。继续往下浸润，引起肠道炎症，再进入盆腔，引起盆腔炎，导致一系列的妇科疾病。疤痕就如小时候衣服破了，大人用针线缝上的补丁，看起来最牢不可破，下次出问题还是这个补丁或者周围的地方，失去了完整性，再怎么打补丁，依旧是最薄弱之处。那人体内看不见的疤痕呢？有损伤，就会有炎症反应，就会有修复，不断地损伤，超过了炎症修复的极限，人体就以疤痕的方式去修复。所以，导致心梗和脑梗的血栓，我觉得可以理解为血管壁上的疤痕脱落之后，随着血液循环，流到哪里就堵在哪里。

为什么说血栓是疤痕呢？因为人体的炎症反应当中，血管反应是中心环节，也就是说主要伤害的是血管，小的伤害可能不要紧，只是很小的斑块。但如果在慢性炎症长期的伤害下，血管上的口子越来越大，那么聚集的炎性分泌物也就越多，最后只能以疤痕的方式收场。人的体内时刻都在进行着慢性炎症反应，可能时刻也都在形成疤痕。疤痕从影响血管形态开始，一步步地浸润周围的组织、筋膜和肌肉，慢慢地使人体脏器变形、功能损害，日积月累，千里之堤，溃于蚁穴，想想都让人后怕。

癌症的猜想

人类进化到今天，不得不惊叹人类的身体能够如此敏感。对于一根小小的木刺都能痛个半天，不拔出来，就是不停的炎症反应。切个辣椒，能火辣辣地辣上半天；切个芋头，能痒上半天。由此可以想一下，有什么能够麻痹这么灵敏的人体防御反应呢？是疤痕。皮肤上这些看得见的疤痕，还算老实，不会犯上作乱，就算作乱也能有办法消除掉。所以，在这里我有一个猜想，不一定对，只做讨论。我觉得癌症是一种超级疤痕。

有以下两点旁证：

1. 癌症和疤痕都有自己独立和丰富的血管组织系统，因此可以不断地汲取能量来增生壮大，大家都做过一件事，疤痕痒的时候把疤痕抠掉，可是过个两天，它又长出来了，恢复能力惊人。癌症更不必说了，放疗化疗都杀不死癌细胞，常常死灰复燃。

2. 癌症和疤痕，都有一个共同的特性：那就是与正常的人体组织共生，并且抢夺正常组织的养分，可以游走全身各个地方。

正邪的思考

讲到这里，我不禁思考起什么叫正邪。什么叫正邪呢？简单来讲对人体有利的就是正，损害人体的就是邪。那疤痕是为了帮助人体修复伤害，从这个点来讲就是正，但它长期存在妨碍人体正常运转，从这个点来讲它又变成了邪，所以正邪之中又有正邪，数之可十，推之可百，就是这么个道理。

因为人体对于疤痕存在的默认，疤痕不断暗中发展壮大，像古代的诸侯王一样，韬光养晦，建立自己的制度，印发自己的钱币，创建自己的军队，一步步地发展壮大，形成国中之国，意图谋反，这时疤痕已经不是疤痕了。发现得早，它可能只是一个囊肿或者肿块，或者只是一个良性的肿瘤，切了割了，再调理一下，也许还能力挽狂澜，把叛乱镇压下去。如果发现得晚，它可能就是癌症中晚期了，渐渐地扩散到全身，回天乏力了。所以，对于疤痕，就要想办法使其消灭在萌芽阶段。

至于尽量减少产生疤痕的应对措施，从根源来讲，就是应该减少炎症的发生，尤其是减少慢性炎症的发生。而想要减少慢性炎症的发生，就要注意改变不良的饮食生活习惯。

在下学识浅薄，以上只是我对于癌症的一点大胆猜想，献丑了，如有不当之处请大家多多海涵。

总之，疤痕给人带来的伤害是不可磨灭的，除非疤痕消失，现在整容和去疤痕技术如此先进，身体上的疤痕可以去掉，但内心的疤痕如何去除呢？人们应对负面情绪，最喜欢用时间去遗忘，总以为能用时间解决问题，殊不知每个人的内心深处，都有以疤痕的形式封印着的负面情绪，随着时间的积累，越来越多。总有一天，会被一根导火索点燃，要是不想着去和解，要么毁灭了自己，要么毁灭了别人。

师徒问答

（一）

徒：那要怎么样去除疤痕？

师：最根本的是减少炎症的继续发生和扩大。对于已经形成了的疤痕，可以用继圣堂的内外疤痕散。

（二）

徒：癌症只是形式上同疤痕一样，本质不相同吧？如果癌症是疤痕，那癌症是修复哪里呢？又为什么能转移呢？

师：是的，癌症是超级疤痕。我只是刚刚开始学习，对于修复和转移，如果哪天我探究清楚了，再跟大家说。

（三）

徒：去除疤痕需要时间，用疤痕散没连续用会不会影响效果？要多久才能好呀？

师：要连续用，效果快慢每个人不一样。

（四）

徒：剖腹产那么大的疤痕，子宫也有疤痕，怎么去掉？

师：原理讲课中已经讲了。

徒：妊娠纹用继圣堂的内外疤痕散能消除吗？

师：可以的，最好上中下疗法一起来，从体质上调整。

（五）

徒：心灵的疤痕怎么去除呢？

师：心灵的疤痕，按照亮师《道德经》的讲课去做，慢慢地就可以去除。

（六）

徒：请问那种小孩子玩耍用指甲划伤皮肤，后来好了少了点肉的这种能修复再长肉出来吗？

师：这个得具体问题具体分析，可能已经超出了疤痕的概念。

（七）

徒：肺纤维化是不是也是疤痕呢？

师：可以这么去理解。

“伤心”真的会伤“心”

前天晚上从云南回广州的路上，看到了一个很有意思的报道，讲的是“伤心”真的会伤“心”。人如果处于伤心的状态下，他的心脏真的会受伤。用现代化的医学仪器也查到了心脏里面的疤痕。我们之前说，体外疤痕、体内疤痕和心灵疤痕，其实这三者是不能绝对分开的。今天一个同事跟我说，她老妈因为胸椎变形，进而压迫心肺，导致出现了肺心病。所以说，体外疤痕，不但会影响我们的外形，还会导致我们体内的变形；同理，体内的变形，也会导致体外的变形。

可能说疤痕无处不在。人有喜怒忧思悲恐惊，时间一长，这类情绪就会损害内脏，而人体为了修复损伤就会结疤，就会形成各种疤痕。我来广州读书前，很能吃辣椒。大二以前，我的宿舍里一直都放有朝天椒，后来我开始便秘、上火，就不敢吃了；大三、大四期间，几乎没碰过辣椒，后来大五的时候回九江实习，就开始不那么能吃辣了。其实是因为从小喜欢吃辣，胃肠道形成了一些疤痕，后来不吃辣了，给了身体时间，一些疤痕就被修复了。疤痕被修复，胃肠粘膜重新长出来，如果再吃那么辣，就很敏感了。就像爱情，两个人刚开始吵吵闹闹，会痛会伤心，时间一长，结疤了，都懒得去吵了。所以，心态要保持相对平静，尽量吃平和的食物。这也就是为什么我说内疤痕散可以治疗“四高”和许多慢性病的原因了。

心门不开，医门不开

如果病人的情绪长期不稳定，心门闭锁，不愿意走出来，再加上生活上暴饮暴食，喜欢吃辛辣刺激的食物，医生再怎么用方药也是毫无办法。我这次去云南学习时，高老师说过一句话：治病先开心门，心门不开，医门不开。

人体有自杀系统和自愈系统。他跟我讲了一个真实的事：这件事发生在云南肿瘤医院，有一个人陪直肠癌的亲人去治病，听得多了，觉得自己也有癌症的症状，结果一查是直肠癌晚期，没几天就死在医院了，这就是启动了自己的自杀模式。心门一开，无有恐怖，自愈系统就开启了，这就是医学界常说的，人体自有大药，除了自己，没有人可以帮你开启自愈系统。

正心诚意，心门自开

现在医患关系这么恶劣，对大夫都半信半疑，这就是忧思恐，也是自杀系统起主要作用的原因。我前几天去面试了其他医馆，但最后我还是决定留在正安，为什么呢？因为正安诊费虽贵（对于一个大夫的付出来说其实不贵，相对于整个大环境显得贵），但我拿的是明面钱，我开药只需要考虑病人需不需要。病人病情需要用便宜药，我不用担心影响自己吃饭；需要用昂贵的药，我也不用担心病人不信任，不过一般昂贵的药我都是让病人自备，比如阿胶什么的。我不想每天算计着提成看病，病人能遇到一心一意看病的大夫，是一种幸运；大夫能遇到一心信任自己的病人，更是一种幸运。双方正好合拍，心门打开，自愈系统就打开了。

师徒问答

（一）

徒：内疤痕散可以治疗胆小怕事、容易恐惧吗？

师：有一定的效果。

徒：老师，请问经常晚上睡得很浅怎么办，困扰很久了。目前在泡皮部汤，暂时无明显改善。

师：睡得浅，一般都是心理压力比较大，脑神经比较亢奋。

徒：我一直感觉心里堵得慌。

师：心里堵得慌，那就是内心害怕，没有安全感，也就是想掌控身边的一切。世界越来越荒谬，我们不要想着去掌控什么，其实什么都掌控不了。晴天卖布，雨天卖伞，仅此而已。

徒：老师，我是疤痕体质，有什么办法改善吗？

师：疤痕体质的人可以用内疤痕散，再加上泡皮部汤来改善。

徒：泡皮部汤可以祛湿吗？觉得自己湿气大。

师：可以祛湿。

（二）

徒：因按摩不当，导致我右边的肩胛骨周围发硬，影响到头部了，用血脉散能调理吗？

师：泡皮部汤，再加上拔易罐。

徒：吃辣的食物会在肠道形成疤痕，那么大建中汤（张仲景的方子）里用到的花椒，会使肠道形成疤痕吗？

师：辩证地看，一看量，二看用药时间，而且花椒也不是辛辣的。

徒：肾病综合征能用内疤痕散吗？

师：肾病综合征没试过。

徒：老师，上班经常对着电脑，会头晕，请问是颈椎问题吗？

师：颈椎百分百有问题，工作 1 小时后，转螺旋圈 10 分钟。

徒：腹部下面大是因为胃下垂吗？

师：主要是肠道不蠕动。

徒：老师，头部火很重，也可用皮部汤吗？

师：当然。

（三）

徒：肠炎和胃炎都会形成疤痕吗？

师：会的。

徒：七情所伤，身体也会受伤，都有看不见的疤痕存在，也将是以后的病灶所在。可以这样理解吗？

师：是的，人没有情绪是不可能的，但不要一直沉浸在情绪里面。

徒：这些都可以服用内疤痕散治疗？

师：可以治疗。但心门不开，自己不愿意走出来，什么药都没用。

徒：总是在傍晚时开始头晕，这是因为什么呢？

师：可能是胃肠不降。

徒：有什么办法使胃肠下降呢？

师：扎排胃水针法和排痰针法。

（四）

徒：内疤痕散治疗“四高”，服用多久见疗效？

师：不好说，因为每个人体质不一样，身体堵塞程度也不一样。

徒：目前的身体检查情况是甘油三酯高出正常值几倍，尿酸高出正常值 30%。

师：这个不是看检查数据，而是要看体质和身体堵塞程度。

徒：慢性肾炎蛋白尿可以吃内疤痕散吗?

师：可以吃。

徒：被风长时间吹会头疼，睡一觉又会好，这是怎么了?该怎么办?

师：应该是脑部血液循环慢了。应该首先解决颈椎问题。

（五）

徒：心门想打开，就是找不到方法。怎么办?

师：打开心门最好的办法，就是观照自己的知见，然后打破它。我现在三十岁了，发现自己以前许多知见都是错的，但也不知道是怎么形成的。

徒：有时在打开时感觉越开越堵。

师：不是越开越堵，是越观照，内心所有深藏的坏情绪都会浮出来，就像“洗池塘理论”。功夫不能不做，但也不要把自己逼得太紧，给自己时间去清扫浮出来的坏情绪，太过的修行如同太过的奢侈。年少时，觉得被伤害很痛苦；年纪大了，发现伤害都没了。

内疤痕解方（陈志鹏讲）

对于内疤痕的药方，如果纯粹按照西医的作用讲，可以大致解释每味药的有效成分在生理、病理中发挥的作用，但是组合起来，药物会发生相互反应，这个作用就不同于单纯的药物作用了；如果按照中医取象比类的抽象讲法来解释，很难让大家能在取象和看病过程中有一个对应的落脚点，毕竟讲药象，太抽象简略，不容易把握。所以今天的分享，是一个不成熟的分享，因为我把中西医思想做了一个小小的整合，如有意见，欢迎讨论。

“人的身体，损伤后都会自我修复。只要生命在继续，损伤就不会停止，修复就不会停止！”

这句话就是我这次讲课的缘由。损伤的情况千差万别，修复的情况也一样有差别，有的按照正确的途径，也就是依照原来的模样修复；有的另有自己的方式，所谓自己的方式，只要是非正常的方式，都属于病态。这种病态，是有原因的，新生长的组织为了协调损伤处，会根据自身状态和所处的环境状态两者相互作用的结果来选择修复方式。如果环境苛刻，自身的生长力也弱，结果就是不可能长好；如果环境一般，自身的生长力太强，就会冲出疤痕的边界；如果环境好，你也长得恰到好处，弥补修复就会很完美。因为情况众多，这里就不一一举例了。

所以疤痕问题处理的关键，有两个方面：一个是疤痕处新细胞本身生长升发的内在生长力，另一个是疤痕所处的原来的损伤环境。内螺旋散，目的是什么？初期是疤痕的修复，最终是内螺旋稳定。我说的内螺旋散，也就是内疤痕散，是同一个方子。

再说说疤痕为什么产生？疤痕，是为了弥补身体原来的空缺而产生的新生组织，但是重生的组织，却因无法适应环境而需要调整自己。往往迫于环境的影响，比如局部的组织变形，比如局部长期的慢性炎症，都会影响新的组织生长。新的组织无法正常生长来弥补原来的结构和发挥原来的作用，这时候不仅疤痕没有被修复，增生的新组织反而成了身体的累赘和堵塞。当身体发现这部分结构没有起到应有的功能，或者结构不完整，就会继续让这里再次增生，当增生依然没法满足结构和功能需要时，就会再次增生，无限循环。所以身体就进入了一个恶性循环的怪圈：增生、无法适应、损伤、坏死，再增生、无法适应、再损伤、坏死……每一次新组织的重生，都是在旧的疤痕细胞坏死后留下的细胞的尸体上发芽开花。这些细胞尸体，就是我们伤口流出的脓液。

这个闭合的恶性循环圈子一旦形成，就会自己发展下去，因此我们必须要从中打破，才能阻止疤痕的继续生长。打破这个恶性循环，关键的问题在于上述说的“无法适应”这个环节。所谓的无法适应，就是结构和环境的改变。比如家里的门梁被撞击塌陷，压坏了门框，修复不了门梁，只能换个低于原来的新门框，个子高的人，每次过去就得低头弯腰，长此以往，你的颈椎和腰椎劳损的概率就会增加。重生的细胞，在损伤的环境影响下，迫于损伤处的形变和各种理化因子的作用，所以是扭曲生长的，也是这个意思。让重生的组织适应，必须做到让本身更加具有生长力，并同时把炎症渗出坏死的旧环境肃清。

谈到结构，我们不能离开解剖，但是纷繁复杂的解剖，从何谈起。我想先从结构来一点点归纳。增生、无法适应、损伤、坏死，再增生、无法适应、再损伤、坏死……这个闭合的循环，每个部分都是新起点，我暂且从损伤开始谈。

损伤后的细胞如何坏死？

第一个是细胞变性（水肿、脂肪变性、玻璃样变性、黏液样变性，钙化）。变性的结果，对应西医和中医是这样解释的：

1. 水肿，西医认为是细胞的水分增多；中医认为是水湿，要利湿；

脂肪变性、玻璃样变性和黏液样变性，西医认为是脂肪蛋白质的沉积；中医认为是痰浊，要化痰。

2. 钙化，西医认为是适应性代偿性更强的变化；中医认为是瘀血和坚块，要软坚散结，调和气血。

第二个是细胞死亡（坏死，凋亡）。坏死后的环境，即是细胞重生的环境。

所以可以看到，如果原来的损伤不处理，只会在身体内越来越沉积痰饮水湿瘀血这些病理产物，同时，新的组织受到这些病理产物的阻碍，无法正常修复。所以接下来我们再看如何修复损伤。课程有一定的专业性和难度，所以请大家耐心听，虽然枯燥，但是我相信大家应该听得懂。

修复时新生长的组织，都有一个特点，即会受到抑素和接触抑制的作用。如果原来的损伤带有机械性，也就是损伤处有形变，那么原来的组织都已经移位，他们移位后给新细胞留下的正常生长空间就不充足。所谓的机械损伤，大的我们见到的不多，比如车祸、剧烈撞击、剧烈牵拉这样的损伤，但是亮师在变形记中，讲到我们的骨骼、内脏、韧带、肌肉、筋膜等这些组织的形变，被牵拉、发生钙化、痉挛、松弛等的螺旋力形变过程中，都可以看作是微小的机械损伤。注意，螺旋力、变形记，因为这些损伤，逐渐产生我们可以在体表直观见到的骨错位或筋出槽。而修复没有最开始，每一次都是起点，都是在前一次的基础上继续的。这也就决定了一旦一个微小的部分出问题，就会像多米诺骨牌效应一样被放大。好恐怖！

人体的每一个情绪，也都会在身体上与一个相应的部分对应。为什么这么说？我们可以观察一下，很多人看自己感兴趣的电视，会不自觉地把头往前探，控制头前探的是颈背部的肌肉牵动，古人也有怒发冲冠、愁眉苦脸这样的说法。怒（情绪）——发冲，愁苦（情绪）——眉毛和面容。只要观察力足够细微，便可以观察到。如果经常内修，情绪念头一起，也可以内查到身体哪个部分有了反应。

所以性格是什么样子，就会反复刺激你的身体特定部位，结果就是经络气血的堵塞，甚至身体整体变化，比如肥胖，比如疼痛，比如长期习惯性损伤，逐渐反映出来在外在形体和面容上，也就是古人常说的相由心生。这些变化都与心理因素分不开，所以广义上，你也可以叫它伏邪！心念不正，邪有共鸣，祸福无门，唯自感召。不知道大家转过来思路没有？跟我们平时讲的伏邪，听起来好像不一样，但其实本质没区别。

如果增生的组织无法适应原来的环境，就接着走向再次损伤坏死，如果增生的组织基本能满足结构功能的需要，就以肉芽组织的形式成熟老化，形成疤痕。所谓基本能够满足结构功能的需要，比如做过子宫手术后的瘢痕子宫，如果再次怀孕，承受的压力过大，就有可能破掉，但是一般来讲，一定的压力范围是可以承受的。

疤痕处新生长的组织叫作肉芽组织，病理学中讲肉芽组织有几大作用。我们看看，书中如何说。

1. 抗感染，保护创面。好比自身生长的“创可贴”（肉芽组织），肯定比云南白药好用。

2. 填补创口及其他组织缺损。这个长出来的“创可贴”，还有小塞子的功能，但是却不能满足运动功能的需要。

3. 机化或者包裹坏死组织、血栓、炎性渗出物。这个完全就是吞噬细胞（伟大的身体清洁工）的放大版本。

人体内部的机化部分，最后脱水（水被脱向周围组织）变成纤维组织。值得一提的是，这里面有个小细节，脱水纤维变的早期，组织反而会水肿，纤维变是干枯的状态，为什么会水肿？说明这时候，将要纤维变的组织，应该属于燥邪和湿邪互见的状态，刚好印证了太阴阳明互见的状态。湿燥相对，有湿必有燥，有燥必有湿。当最终纤维变和水分被排出，甚至被代谢走后，这个部分就是瘀血和坚块，也就是阳明里实的状态了。是不是跟我们传统中医，伤寒论的六经联系上了。假如水排不走，人体的下水道，也就是毛细血管和淋巴管淤积了，这个部分就成了湿邪泛滥的地方，燥的特点就被深深埋藏！细思恐极！埋藏太深，处理起来，强调抓主要方面，虚则太阴为主，实则阳明为主。

疤痕的基本原理部分就讲完了。

由前面的讲课，我们可以归纳总结出从以下几点治疗疤痕：

第一，消除疤痕，首先是肃清环境，清除痰饮水湿，瘀血痞坚。

第二，推动生发作用使得身体内在的生长动力更足，同时也推动循环代谢得更快。

第三，不同的组织可能停留在这个恶性循环的任何一个环节，阻断和引导它们向正常的组织生长才是处理疤痕的正确方式。

不同组织的疤痕修复分几大类：上皮组织、纤维组织、毛细血管和神经。这是中医的强项。上皮，从肺主皮毛的思路来调节；纤维结缔组织，肝主筋；毛细血管，心肝藏血运血，养血活血通脉（师父拟定此散的前身是血脉散）；神经，这个点的调整：一是恢复外在螺旋力解除卡压；二是注意感觉神经敏锐与否。个人认为，此处归肾，所谓营卫之气根源在于下焦。运动神经强健与否，是胃气所主，脾主四肢肌肉，非单纯在肌肉，实际是运动系统。

这样讲来，好像有点先后天的意思了吧！所以方子离不开的药有渗利药、化痰药、软坚散结药、补气活血药，调补心肺气、肝肾阴、胃气药。这是我对疤痕的辨证分析和思考，水平有限，无法完全理解师父的意思，只能自己揣度。我只是把自己这块砖抛出来，虽然有些勉强，但是愿大家在这个环节都有自己的深刻体会。

下面就到了激动人心的环节——拆方！

渗利药物：生薏仁、炒莲子、桑白皮。

化痰药物：龟甲胶化粘痰、燥痰，片姜黄化痰浊为金土。

化脾胃中焦浊痰，也就是肌肉组织中浊痰的药物：山楂、炒麦芽、炒谷芽、神曲、鸡屎藤（化痰消积为主），荜茇、鸡内金（两味药可以调整胃肠道粘膜）。

活血养血通脉，需要清透郁热，也就是清除血管炎症的药物：淡豆豉、连翘、金刚藤、虎杖、金银花、玄参、当归、生甘草、大黄。

通络促进血管修复的药物：杠板归、水蛭、丹参、赤芍、三七、川芎、大黄、豨莶草、臭梧桐。

软坚散结的药物：鸡内金、生麦芽、水蛭、三七、大黄、虎杖。

以上是疏通药。

五脏补药：

补心的药物：玉竹、桂枝尖，推动血运，加快循环，为加快新陈代谢打基础。同时桂枝尖，取尖有开破作用，法象是突破原来的旧疤痕环境，而恢复原本的气血状态，加快对伤口的填充和修复，主皮毛，黏膜也是皮，黏膜的微小毛细血管、毛细淋巴管等纤毛结构，也是毛。

补肺的药物：山药、西洋参、黄芪。

补肝肾阴（柔肝舒筋）的药物：山药、芍药，筋膜属于肝，痉挛就缺乏津液，既要柔缓筋膜，缓解痉挛堵塞，也要补充津液。芍药柔筋膜，山药补津液。

补胃气的药物：山药长肌肉，固本。

油松节

最后说一个妙药——油松节。一直想不通为什么师父会用这种药，百度也只是说祛风除湿，所以个人理解，这个药对于外螺旋的修复，也就是身体结构的大形变有帮助。风湿病的主要问题，就是后期的关节变形，但是内外何尝不是相通的。油松节，本就是树的疤痕！师父点拨：在此除了修复外螺旋，更有一个妙用，就是药引，以疤痕达疤痕。是不是师父的妙用有种拨云见日的感觉？松节本就是树的疤痕，人体的疤痕也是疤痕，既是取类比象，也是同气相求！

最后，再多讲一点，请教了师父，关于这个方子的药象的问题。师父开示说，这个方子影像的层面，就如同一个扫地僧，也是神秀大师的偈子："身是菩提树，心如明镜台。时时勤拂拭，勿使惹尘埃。"相信大家都熟知这个偈子。与此相应的，还有慧能大师的偈子："菩提本无树，明镜亦非台，本来无一物，何处惹尘埃。"估计大家对这个更熟。师父认为，神秀大师偈子言人，而慧能大师讲的是佛。对于我们，做好人的本分就行了，"时时勤拂拭，勿使惹尘埃"，讲的是治未病。其实病虽未至，而损伤先行。治未病，并非保健！只要活着就会有伤害，情绪、生活习惯种种，都在"无微不至"地伤害着人的身心。

我对西医的学习，也可以得出这个体会：人的身体，损伤后都会自我修复，只要生命在继续，修复就不会停止！而让伤害变小，提前修复伤害，才是治未病。落叶如何能扫干净？不扫，就堆积了，就腐烂生浊气了。那么，在心理层面，扫，相对的就是修行。我问师父，如何扫除心理的尘埃，师父说，很难。我明白了师父的意思，药只是扫身体，扫得相对干净了，给你一片暂时的净土，注意，是暂时，也许转瞬即逝，就是给你的身体一个回头路，放下屠刀，也是一瞬间，如果心念不转，不知修行，不去反思和进取，就永远没法真正扫干净内心的尘埃。身心一体，身体的损伤也会伴随心情的不顺而不断损伤，就永远只能在苦海中饱受挫折和身心问题的困扰。

师徒问答

（一）

徒：臭梧桐是用哪一部分，这个方子药法是根据什么？药味还能精简吗？

师：臭梧桐用的是嫩枝及叶，方子意思已经讲了。药味暂时我没有发言权，亮师的方子，建议吃了自己体会。

（二）

徒：吃内疤痕散有年龄限制吗？

师：没有，但是需要提前诊断一下。

刮痧的误区

刮痧，是一个卓有疗效的治疗方式。小时候我一不舒服，我妈就用瓷调羹给我刮痧，出了痧，人就慢慢舒服了。但这两年刮痧被神话了，好像刮痧无病不治了。刮痧可以疏通经络，确实是无病不治了。但现在被炒作的治疗方法，哪一个不是疏通经络呢？所以基本原理是差不多的，只是工具的选择和适用的范围不同罢了。我之前讲过，皮肤摸起来涩涩的、黏黏的这种人，就不要做大范围的艾灸，因为皮部的粘痰会越烤越胶着。

刮痧可以松解绷紧的皮肤筋膜，可以拨开板结的肌肉。还可以挤压毛细血管，使其出血，类似于放血。经常听到医生说，你看你的湿气多厉害，痧出了这么多，这么重。我想告诉大家的是，能出痧的，说明你的微血管血液循环还可以。如果微血管缩得厉害，没有血液循环，那就几乎不出痧。所以很多人身体在改善的过程中，是由刚开始的不出痧，到出痧得厉害。

根据“洗池塘理论”，刮痧的面积不要太大，因为挤压出了血管的血，和皮肤筋膜肌肉被松解后，会有大量的垃圾（痰瘀）被搅动起来。同理，也不能太频繁，身体越虚弱，间隔时间就得越长。刮痧后，可以吃点保和丸，黄芪10克、玉竹10克，泡水喝。刮痧后要注意避风寒。

师徒问答

（一）

徒：一般什么情况可以刮痧，什么情况不能刮痧？

师：基本上人人都可以刮，要注意时间间隔，注意刮痧面积，还有力度。

徒：那要间隔多久呢？

师：根据体质强弱，没有一定的标准。

徒：正常的人也可以刮痧是吗？

师：没有正常的人，基本都是亚健康。

徒：刮痧后的注意事项？

师：注意避风寒。

徒：皮肤有结节怎样刮痧？

师：皮肤有结节，说明皮部很脏。

徒：有些人刮着有颗粒感，是老师说的顽痰吗？

师：是的。

（二）

徒：刮痧后可以艾灸吗？

师：如果是寒凝，而不是粘痰，可以艾灸。

徒：吃保和丸是什么原理？

师：促进身体中能再吸收的吸收啊。很多人刮痧后胃口不好，就是因为洗池塘后，污泥被搅动起来了。

徒：刮痧后人精神了，但脸色不好，也是“洗池塘理论”吗？

师：是的。

徒：我是那种不适合艾灸的人，胃肠寒凉可以刮痧吗？

师：可以扎两个排水针法。（排水针法和排胃水针法）

徒：拔罐可以代替刮痧板刮痧吗？

师：不能。

徒：拔罐不是也能出痧吗？

师：松解不了肌肉和筋膜。

徒：对于那种皮层瘀堵得厉害，不出汗的，可否先泡澡再刮痧解决呢？

师：可以。

（三）

徒：小瓷勺能代替刮痧板吗?

师：代替不了。

徒：淋巴排毒功能差能经常刮痧排毒吗?

师：注意时间间隔。

徒：湿热重的体质可以吃姜枣水吗？有的说姜枣是热的不能喝，有的说湿热源于阴寒可以喝。

师：不能喝。

徒：刮痧板哪种材质的好?

师：玉的，牛角的。

徒：刮痧跟放血是不是一样的?

师：不一样，有类似。

徒：两岁多的小孩能刮痧吗?

师：太小了，我一般不刮。

徒：刮痧对心血管疾病的人适合吗?

师：年纪大，力度要小。

（四）

徒：刮出的痧是紫色或黑色是什么情况?

师：黑色寒，紫色热。

徒：刮痧的作用是疏通经络、疏解郁结，是作用于皮肤，影响内在脏腑和全身吗?

师：也是皮部的作用。

徒：晚上能刮痧吗?

师：不要刮，现在睡觉离不开空调。

徒：如果微循环可以，皮部汤还可以泡吗?

师：可以，并不是很好。

徒：刮痧在操作中，刮痧板与皮肤接触的角度应该是多少，是应该从上到下，先左后右的顺序刮吗?

师：先上后下，先右后左，先背部后腹部。

徒：刮痧也有补跟泻之分吧?具体怎么操作?

师：刮痧只有泻，以通为补。

徒：拔罐也只有泻，以通为补吧?

师：是的。

徒：刮痧用的精油不一样，效果有什么区别吗?

师：有的。

徒：刮痧和拔罐可以同时进行吗？去刮痧的地方通常会推荐拔罐。

师：别那么大强度。

（五）

徒：老师能否讲一下自制刮痧油方？

师：用椰子油刮痧最好，椰子油泡红花。一斤椰子油配 50 克红花。

徒：椰子油配红花需要加热吗？

师：不用。

徒：椰子油泡红花，可以在脸上刮吧？有美容的效果吧？

师：可以的。

徒：椰子油泡红花，至少要泡多久才能用？

师：三个月。

徒：把红花直接放在油里泡就行吗？

师：嗯。

天应刮痧（曾顺讲）

天应刮痧，乃亮师所创，由天应针法变化而来。何为天应？俗话说“叫天天不应，叫地地不灵”。还有种说法，眼睛是心灵的窗户，眼睛会说话。大家可以去观察小孩子的眼睛，灵动有神。亮师根据中医里的五轮学说，创立天应针法，随后诞生出天应刮痧。

五轮学说简介：

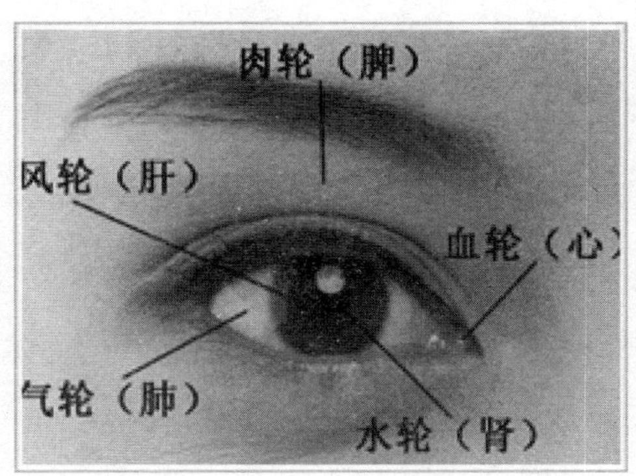

五轮与五脏、五行之间的关系：

五轮与五脏、五行之间的关系

五行	五脏	五轮	具体部位	现代解剖学部位
木	肝	风轮	黑睛	角膜
火	心	血轮	两眦	眦部皮肤、结膜、血管及内眦的泪阜、半月皱襞和泪点
土	脾	肉轮	胞睑	眼睑皮肤、皮下组织、肌肉、睑板和睑结膜
金	肺	气轮	白睛	球结膜、球筋膜和前部巩膜
水	肾	水轮	瞳仁	狭义专指瞳孔；广义还包括葡萄膜、视网膜、视神经以及房水、晶状体、玻璃状体等

大家可以通过上面的图表，初步认识五轮学说：黑睛——肝——风轮，两眦——心——血轮，上下眼睑——脾——肉轮，白睛——肺——气轮，瞳仁——肾——水轮。这是五轮学说的主要内容。

黑睛正常的颜色是乌黑发亮的，当黑睛变得板滞、泛黄，提示肝出了问题，这个时候在肾经或膀胱经上刮痧治疗。

现在人们手机片刻不离身，导致用眼过度，有些人的眼底静脉曲张得很厉害，成蚯蚓状，或者每天起来两眦有很多眼屎，眼睛干涩，五轮里对应是心的问题，实际上是一种肺燥的表现，这个时候刮肺经或大肠经就很有效果。很多人有黑眼圈，或者眼睛越来越小，上下眼睑低垂，甚至下眼睑充水肿大起来，这都是脾胃运化失常的表现，刮肝经或胆经，土壅，则木疏之。

白睛也并非是白色，我还特意去观察了小孩子的眼睛，发现白睛正常情况下是淡蓝色的。而现在，很多人的白睛是雾蒙蒙的，泛黄的，布满了血丝，甚至眼睛肿痛。白睛对应的是肺，这个时候要祛火热之邪，应当刮心经或心包经。很多人的眼睛没有眼神，眼神是涣散、无力的，问题出在瞳仁上，这个时候要刮脾经或胃经。

我曾经接诊了一个急性乳腺炎的患者。白睛是混浊无光的，眼神涣散。该患者并非是哺乳期妇女，早已断奶。仔细问诊，原来她当初断奶之时，并未将残留的乳汁排空，以致乳汁堵塞乳腺导管，日久渐生郁热，前两日又心情郁闷，遂导致乳腺急性发炎。综合以上判断，先刮其心经，以打开心胸之郁气。刮了一个多小时双手心经，刮完后，患者诉心情畅快了很多。其双眼涣散无神，经亮师指点，当刮其脾经或胃经，然阳明为多气多血，最易气血郁滞，以致生热，女子乳头属肝，乳房属胃，故择取刮双胃经，以散其郁热。

刮了两个小时后，患者足三里附近出现的片状红点。这时患者自述，刮痧过程中乳房很痛，刮完出痧之后，乳房不痛了。我知道患者乳腺堵塞的导管已通，郁热已散。因患者距离过远，不便继续刮痧治疗。后请教亮师，服药以巩固疗效。

天应刮痧润滑油配方

麦冬 10 克	天冬 10 克	玉竹 10 克	猫瓜草 20 克
白芷 20 克	防风 10 克	荆芥 10 克	独活 6 克
羌活 5 克	秦艽 10 克	虎杖 30 克	桔梗 30 克
全瓜蒌 8 克	前胡 5 克	薤白 3 克	透骨草 15 克
杠板归 20 克	生甘草 15 克	伸筋草 10 克	舒筋草 10 克
老鹳草 10 克	鸡血藤 30 克	蒲公英 5 克	水红花子 10 克
威灵仙 30 克	郁李仁 10 克	白芥子 30 克	

以上药物打成粉，用 10 斤（约 6 升）特级初榨橄榄油，密封泡三个月。

那么，如何刮痧呢？刮痧之前，应选择好的刮痧油和刮痧板。选择好了要刮的经络之后，可以去摸摸皮肤的松紧度：皮肤松弛的，要快而重；皮肤绷紧的，要轻而慢。因为皮肤表面松弛的，内里是板结僵硬的，所以要重手法；皮肤表面绷紧的，要慢慢地去松解。刮痧的次序，要循序渐进，先打开颈前、下颌骨、锁骨、腕关节、踝关节、手背、脚背，再刮经络，一层一层地松开。打开颈前和锁骨，松解的是整个颈肩部。现在很多人的手腕和脚踝是闭锁的，很难刮。人的身体是一个整体，一个地方的变形，会引起整个身体的变形，颈椎是人体指挥中枢经过的地方，这个地方不先松解开，其他地方就很难松解。在松解颈前和锁骨时，一定要避开颈动脉！

临床反馈与注意事项：

经络是表里对应的：白睛有问题，刮心经或小肠经；黑睛有问题，刮肾经或膀胱经；瞳仁无神，刮脾经或胃经；两眦有问题，刮肺经或大肠经；

两眼睑有问题，刮肝经或胆经。

辨证原则：偏阴证，刮阳经；偏阳证，刮阴经。

刮痧其实是在摩擦生热，温通血脉，会加快血液循环，心脏不好的人，不要刮；体弱者，不要刮；孕妇，禁刮；皮肤破损处，不要刮。

那么，刮痧刮到什么程度呢，一定要出痧才有效果吗？其实不是。

判断结束刮痧的时机：第一，患者症状减轻或消失；第二，患者出现其他不适，比如头晕、心慌等；第三，手下感觉原本绷紧的皮肤变松软，或者松软的皮肤变得紧致；第四，对于问题比较复杂的患者，不要急功近利，想一次性见效，切记循序渐进。反应太大不是好事，身体要慢慢修复。

最后，天应刮痧可以快速启动患者的自身修复机制，恢复人体气机的升降出入。亮师元旦在广州举办的好孕公益班上讲完天应刮痧后，当晚给佳美老师刮了大小腿，都是胃经。当时刮完，大小腿就明显变小了，协调了。后来第二天接着刮了颈前下颌骨，她的脸竟然变得越来越小，全身又瘦了一圈。所以，天应刮痧可以丰胸、翘臀、瘦脸，健康塑形。配合内分泌护理香囊，更是可以健康瘦身！当然，这里所讲的“瘦”，不是骨瘦如柴，而是指整个人圆润、丰满、协调，变得更美丽动人！

师徒问答

徒：全身经络都挺长的，全都从上往下刮吗？

师：找这条经络上的反应点。

徒：请问老师是怎么刮的？刮哪里？刮痧要分方向吗？

师：按讲课中讲的顺序刮，先打开颈前、下颌骨、锁骨、腕关节、踝关节、手背、脚背，再到经络，再到安神。

徒：松解颈部是热敷吗？

师：不是，刮颈前和锁骨，但要避开颈动脉。

徒：刮痧要分方向吗？比如从上到下，从下到上，还是一个部位来回刮？

师：你去刮了就知道。大家刮痧前后注意消毒哦！

徒：手腕和手背可以一起刮吗？

师：可以。

徒：刮手背、脚背时有麻的感觉正常吗？

师：正常。

徒：颈前松解用手法还是刮痧？

师：刮痧。

徒：多久刮一次呢？

师：不要太频繁，看被刮痧的人的身体状况。

徒：请问是每天都要刮才有效果吗？

师：循序渐进，别刮破了皮。

美丽药丸——大黄䗪虫丸

血液垃圾堆积得多了，血管就会狭窄，慢慢地就会硬化。这些用瘀血概括不够准确，应该叫干血。《金匮要略》上说“肌肤甲错”。现在大家认真观察一下，很多人，虽然脸上抹了各种东西去掩饰。但，仔细一看，皮肤都不光滑，这些都可以归入“肌肤甲错”，所以我称大黄䗪虫丸为美丽药丸。

大黄䗪虫丸的组方太美：虫类药和干漆，化干血；生地，润燥。干血不润，是刮不下来的，像过年撕旧春联时，不湿润，很难撕干净；桃仁和杏仁，润破、调气；芍药和甘草，缓解血管痉挛，预防药物刺激后，痉挛得更厉害；大黄、黄芩和甘草，清解郁热，修复血管炎症。我看《伤寒杂病论》，仲圣喜欢用活血药配合大黄作为药对，大黄本身可以消炎、活血止血，还可以疏导松动的瘀血外排。大黄䗪虫丸，每天 4 次、一次 10 粒。不但可以调理顽固性慢性病，而且更可以让皮肤变美！

但是也有一些副作用，比如：皮肤会出现过敏反应，患者会出现的症状就是潮红、发痒等，另外服用之后还可能会出现腹泻以及齿龈出血、鼻衄等，当然这些副作用会在停药之后消失，建议大家使用的时候适当关注一下副作用的问题。

师徒问答

（一）

徒：男生可以服用吗？

师：可以，我就在坚持服用。

徒：大黄䗪虫丸跟抵挡汤比起来的异同点是什么？

师：这个方，是润破，没有抵挡汤猛，但可以慢慢润破干血。

徒：平时都可以服用吗？

师：可以。

徒：老师，有什么人不能服用吗？

师：孕妇禁用。

徒：哪个厂家的大黄䗪虫丸比较好？

师：我吃同仁堂的。

徒：老师，哺乳期能服用吗？还有类风湿、高尿酸能服用不？

师：都可以。

徒：《金匮要略》里头说大黄䗪虫丸要用酒饮服？

师：那样可以借酒力促进微循环，但有点麻烦，我没喝。

徒：蛋白尿患者可以用吗？

师：蛋白尿按道理可以服用。

（二）

徒：可以长期服用吗？

师：因为是小量，所以可以长期服用，这个就是要坚持服用才有效果的，丸者，缓也。

徒：那这个药不就是相当于瑞舒伐他汀了吗？

师：不是，这个药是解决根本问题。

徒：有胃病的人服用时要注意什么吗？

师：饭后服用。

徒：在服用血脉散的话这个也可以一起服用吗？

师：可以。

徒：月经期可以服用吗？

师：暂停服用。

徒：老师讲的可以治疗顽固性慢性病主要是指哪些病呀？

师：只要不是绝症的慢性病，坚持服用都有效果。

徒：这些干血不等同于瘀血，那干血化开了是化为新鲜血液，还是这些本来就无用了，最后又以什么方式排泄掉呢？因为破血药较多，需要吃补血的药吗？

师：干血化开重新进入血液循环。不用另外补血，里面有生地补血。

徒：脸上长青春痘的话，有那种细密的跟肤色相同的痘痘，还有那种红色的痘痘，还有出脓的痘痘，痘痘位置也都不一样，都能服用吗？

师：行的。

（三）

徒：这个方子的原理可以用“干血不去，新血不生”总结吗？

师：是的。

徒：舌下静脉曲张，但是有气虚，要不要配合其他补气的药物？

师：不用。

徒：干血化开了以后，重新进入循环系统，是不是就是把这些粘附在血管壁上的不要的垃圾扒拉下来，通过血液循环送到相关脏器给排出去了？

师：是的。

徒：孕妇不能吃吧？

师：不能。

徒：男女老少都能服用？

师：是的。

徒：感觉老师讲这个药好多人都可以服用，不用看脉象吗？

师：时代大环境，我不打妄语。

徒：不是说您打妄语，是好奇不看脉象都可以服用，想知道为什么？

师：把握疾病的病机规律，现代人吃得好又不运动，低头族和抑郁几乎是共业，所以我抓的是大病机。

徒：老师服用了这么久有什么感受可以跟我们分享下吗？

师：坚持服用后，我的皮肤变好了。

徒：下肢静脉曲张的患者，是不是服用了会有帮助？

师：是的。

（四）

徒：高血糖患者能服用吗？

师：可以。

徒：老人脑动脉硬化服用后是不是会有帮助？

师：是的。

徒：请教下这个方，配合的舌象特点是什么？

师：舌头颜色暗就可以。

徒：舌象暗红，还是暗？

师：暗红和暗都可以。

徒：同仁堂大黄䗪虫丸有大蜜丸和小丸，两者有区别吗？哪种比较好？

师：小丸工艺更好，也容易吞服。

徒：按照大黄䗪虫丸说明书一天服用两次，一次30粒可以吗？

师：不行。

徒：年轻女性，皮肤油脂大，服用有效果吗？

师：都有效果。

总结：

美丽药丸——大黄䗪虫丸的服用方法：一般人都可以服用，孕期和经期禁服。每日4次，一次10小丸，一日三餐饭前服（有胃病的饭后服），再加晚上睡前1次服用，共4次。连续服用半年后，停服1个月。

愿大家越来越健康，越来越美丽！

女性生理期能否碰冷水

月经，也叫月信，意思就是如月亮一样盈缺变化。为啥性成熟之前不来月经？因为青春期之前卵泡基本上没有功能。到了青春期，在脑垂体前叶促性腺激素的作用下，不成熟的卵泡逐渐发育，同时合成雌激素。当卵泡发育成熟并排卵之后，卵泡壁塌陷，细胞变大、变黄，称为黄体，它合成雌激素的同时还产生孕激素。月经的成分主要是血液（3/4 动脉血，1/4 静脉血）、子宫内膜组织碎片和各种活性酶及生物因子。

为何生理期不能碰冷水

我之前治疗了一个产后高烧身痛的病人，其他医生说产后虚，所以用的都是补气补血的药，吃完烧没退，反而大汗淋漓，被褥都湿透了。而我把脉，发现是双关脉堵得厉害，浮涩，用了桂枝汤加苍术、山楂，两剂药，烧退汗止。这个月经期跟产后还是有区别的，为了生产，全身肌肉都会松弛，为打开骨盆做准备，而且生孩子会耗气伤血。

月经，本就是子宫内膜的脱落，除非月经崩漏或者淋漓不净，所以说月经期间，最好还是不要洗澡、洗头。虽然现代可以不受寒，用热水冲洗，但还是会改变子宫的收缩，会打乱月经节律。另外，月经期间情绪不好、受累、受寒、受热都有可能打乱月经节律，所以现在的月经病、乳腺病那么多。

夏天我建议，可以洗澡，用温水冲一下，不要洗太久，尽量月经前洗，寒气是不会进入并留在体内的。

因为碰冷东西，中枢神经会调控，进入应急措施，导致月经排不干净，月经排不干净，子宫内膜就脱落不完全，乳房的血，就没法往下走。所以，月经不好的人，十个里有九个人乳腺也有问题，并不是月经期虚弱。

老一辈人说月经期不能洗澡、洗头，这些都是有时代原因的。以前在古代，洗澡都是用盆洗，会导致妇科感染；洗头，古代也没有吹干设备，都是自然干或者晒干。

师徒问答

徒：请问在月经前两天已经开始经前头痛了，怎么办？

师：月经前两天头痛，那是妇科有炎症，要调理。以前老听说宫寒，按宫寒治，没治好一例痛经。后来发现是下焦蓄水，用利水药，再厉害的痛经，效果都很好。原来这宫寒不是寒气重，而是以前没排干净的月经在作祟。

徒：老师，那痛经要怎么办啊，吃什么药能帮助月经排干净啊？

师：一味车前子60克以上，布包起来煎，治疗痛经如神。

徒：每次月经推后量少怎么治疗？

师：月经推后量少，我都是用白果、鱼腥草、银杏叶、红藤这个药对。我以前临床时看病人经量少，脉弱，我都补气血，填精，健脾胃，但效果不好。用了白果、鱼腥草、银杏叶、红藤，脉很快变强，月经量变多，具体怎么治，讲课不好说，可能还跟颈椎有关，很多颈椎问题，导致子宫内膜脱落不干净。

徒：如果经期不洗头，受不了头发痒，用什么办法解决？月经期间有大量血块又是怎么回事？

师：太痒就去洗发店洗，不要在家里慢慢折腾，在洗发店洗头，也要速战速决。经期有大量血块，一般可能有子宫内膜炎。

徒：老师，车前子是煮水喝还是外洗？是痛经才能用车前子吗？

师：煮水喝。对，痛经才能用，不管痛经有多厉害。另外等月经干净了再煮车前子水喝。月经期间，清淡饮食，不劳累，不寒不热，心情平静，是最好的。

为何你的月经不正常

现在的人，月经正常的很少。有以下几个原因：

第一，脑垂体的问题。昨天我讲了，脑部也需要含氧的干净血供上去，脏血排出来。一旦新鲜血供不上去，脏血下不来，脑部就会出问题，自然脑垂体也就会跟着出问题。脑垂体一出问题，激素就会紊乱，泌乳素就会出问题。虽然很多人检查脑垂体都没问题，但那只是还处于功能紊乱阶段。临床观察总结，颈肩背部板硬的，脑垂体功能都处于紊乱状态。

第二，现在的人都很抑郁。一个老师跟我说，广州的人十有九郁，真的没有夸张。情绪抑郁，会导致神经内分泌紊乱。中医说是肝藏血功能紊乱、疏泻功能紊乱。长期抑郁，也会影响脾胃的运化功能、生血功能障碍。

第三，盆腔的慢性炎症。盆腔炎，我以前讲过，小孩子都会有。因为肠道蠕动差，肠道炎症会导致盆腔炎症。还有不干净的避孕套，不干净的卫生巾，不洁的性生活，堕胎后没处理好，产后没调理好，都会导致月经不正常。

第四，子宫松弛。子宫松弛，有很多因素：清宫堕胎、先天虚弱、久坐不锻炼。还有平时喝冷饮和经期洗头吃冷饮，会导致子宫血管收缩，血出不畅，形成子宫内瘀血。经期生气，也会导致子宫气滞血瘀。我有个师妹，就是在经期洗头后，腹部开始变大变鼓。

师徒问答

（一）

徒：月经来时胃疼代表什么？怎么治呢？

师：子宫痉挛，扎排水针法治疗。

徒：经期多久洗一次头发呢？洗完用吹风机立马吹干可以吗？

师：经期最好去理发店里洗，但现在夏天理发店里也是开了冷气。

徒：像我这种出汗量大，夏天头发几乎干不了的，会有影响吗？

师：会，现在到处都是空调。

徒：子宫内膜增厚，在补气血方子的基础上再活血化瘀可以吗？

师：先调理好脑部供血和情绪问题。

（二）

徒：也就是说肩颈板结僵硬的人，疏通肩颈后，脑垂体分泌会恢复正常吗？

师：会慢慢恢复正常。

徒：确实是，每次去按摩脑部后，就会来月经。

徒：颈肩背部板硬的，脑垂体功能都处于紊乱状态。很多病都是脑垂体紊乱导致的吧，比如失眠、焦虑？

师：是的。

徒：亚临床甲减会不会同脑垂体分泌紊乱有关？

师：有的。

徒：脑垂体紊乱有治疗方法吗？还是根据它表现的症状去治疗？

师：肩颈背部要松软。

徒：这样去想的话，不单单是皮部要升降出入，大到每个组织器官，小到细胞都需要恢复升降出入，不同层面对应的治法也就不一样了？

师：是的。

徒：那纠正肩颈板结有什么办法吗？

师：泡皮部汤、转螺旋圈、拔易罐。

（三）

徒：经前及经期，经常左侧偏头痛，一般是什么原因引起的？

师：盆腔炎。

徒：排卵期出血是怎么回事？怎么治疗？

师：输卵管粘连，扎排水针法。

徒：经前胸部胀痛是什么情况呢？怎么办？

师：膻中穴堵了，念六字大明咒。

徒：盆腔炎扎什么针法治疗？

师：生殖排毒针法。

徒：来月经前一周食欲特别好，怎么解释？

师：激素紊乱。

徒：月经经常提前，是什么原因呢？

师：盆腔炎。

徒：一般情况下，多大年纪绝经算正常呢？

师：一般 49 岁。

徒：例假干净一天后，又会滴滴答答出血一周左右是什么原因呢？怎么办？

师：盆腔炎引起的，扎排水针法。

徒：月经老是推后 3~8 天怎么回事？

师：子宫松弛。

徒：一个月来两次月经是什么问题？怎么办？

师：盆腔有水饮，找中医调理好。

（四）

徒：颈肩部经常推拿可以吗？

师：按摩不能用蛮力。

徒：为什么每次月经前就胁肋痛？

师：肝气郁滞。

徒：要做什么检查，可以查出是正常绝经呢？

师：查激素。

徒：用了鼻咽散两个月了，怎么没啥反应呢？

师：颈椎板结卡压严重，效果就慢，戒手机，同时转螺旋圈。

徒：老师，生完孩子才两个月就来月经是什么情况？

师：只要正常，人没什么不舒服，就没事。

徒：对于先天虚弱导致的子宫松弛，汤药和扎针有效果吗？

师：有的。

徒：今晚我自己给自己扎了排水针，现在感觉小腹很轻松，全身都轻松了不少。

师：大家实践针法的时候，要注意不要扎破腹膜。一般人选一寸半的针灸针即可，瘦点的人就可以用一寸的针，尽量扎得不要太深，“润物细无声”。初学针灸者，先从四肢穴位开始，大家可以买相关的书籍，看好定位再扎。有效果的话，可以慢慢来扎。一般留针一小时，尽量白天扎针，晚上超过5点不要扎排水针法。

经期的治疗

前面我们说过，月经的成分主要是血液（3/4 动脉血，1/4 静脉血）、子宫内膜组织碎片和各种活性酶及生物因子。其中纤维蛋白溶解酶使月经血呈液态、不致凝固，前列腺素起收缩子宫的作用。这些话里有非常重要的信息。青春期之前的卵泡基本上没有功能。在我们中医里认为是肾精还不充足。其实从生理来说，就是身体还没发育完善。脑垂体前叶促性腺激素的作用下，不成熟的卵泡逐渐发育，同时合成雌激素。脑垂体非常重要。我治疗的几个脑垂体瘤的小女孩，都不来月经，肥胖。脑垂体要发育到一定程度，才会释放促性腺激素。我前几天讲过变形记，也发过一个“说说”，我们的脊椎每一节都跟我们的头上的几条缝隙相连接，从西医来说头上的几条缝是不会变化的，虽然一般不会断开，但可以变形。

这也是为啥很多小孩子小时候很漂亮，长大后越来越丑，都是因为骨缝变形。这也是我为啥一直呼吁少让孩子玩手机。当然，大人玩手机，姿势不好，也会变形，但小孩子脑子还没发育好，骨缝变形，导致脑部供血不足，干净的含氧的血供不上脑部，代谢废物排不出来，就会导致发育停滞，甚至病变。

情绪也会导致脑部神经紊乱。父母吵架、学习压力过大，等等，都是不好的情绪。这就是为什么很多人在月经前或者月经期容易生气，情绪波动得厉害，月经就不来了，因为影响了脑垂体。月经期不治疗好像成为了定律，那是因为开汤药不好弄，热了怕出血过多，凉了怕遏制月经、导致月经不来。但大家想过没，现在的女性月经本来就不正常。我们月经期扎排水针，不会寒了或者热了，还可以顺势而为，帮助排毒，自然治疗效果比如减肥瘦身效果就翻倍了。

师徒问答

（一）

徒：月经半年一次，一年一次正常吗？

师：大多数情况下半年一次、一年一次，是不正常的。但有的是正常的。

徒：老师，我42岁绝经了，去年用鼻咽散来了一次，还要治吗？

师：要调理的。

徒：经期腹痛能否根治？

师：可以。

徒：经行腹痛的原因有哪些？

师：行经腹痛，原因很多，根本原因只有一个，内膜剥脱不顺畅。

徒：那是不是治标了，也可以使内膜剥脱顺畅？

师：西医让吃激素就是这种。

徒：经期可以扎排毒针吗？

师：完全可以。排毒针已经有排水针的功效了。

徒：师父，我有一个女病人，月经推迟近20天，用痛经原方后月经又来了三天，但经血紫黯，该患者平时并不痛经。我就在想，现今大多数女性不管有无痛经都应用痛经方和排水针，因为没几个月经正常的。

师：对的。

徒：老师您对功能性的经间期出血怎么看？没有器质问题。您认为病机如何？

师：原理差不多的。多看我的第一本书、公众号文章，反复看。我讲的都是大法门，不是哪一个病。法门掌握了，一通百通。过一段时间，我还会讲痰，大家有空多看张子和先生的书。

（二）

徒：我想问问亮师，脑部供血不是由前循环的颈内动脉和椎动脉负责吗？只有当二者受压，或者本身心脏有问题才会导致供血不足吗？

师：您说得很对。骨缝变形，头膜会痉挛，微循环会有障碍。

徒：痛引腰骶是牵涉痛吗？

师：痉挛后会痛。

徒：脑部供血排毒的功能已经下降了，这个中医怎么诊断？

师：颈椎肌肉硬，舌尖有齿痕。排毒针，效果特别好。

（三）

徒：脑垂体瘤中医疗效好吗？据我所知西医手术一次搞定，隔段时间病人就能正常来月经。后续几年复发可能不好说。但中医治疗可以让垂体瘤消失吗？

师：手术真的能一次搞定吗？手术的原理是什么？

徒：直接切除瘤……我一直认为先手术，后期中药再巩固。

师：直接切除瘤，不会影响脑垂体吗？还得看垂体瘤大小，不能一概而论。

徒：从短期疗效来看，我的病人的治疗效果还可以，可以来月经，可以怀孕。我没有纯中医治疗过垂体瘤，所以问问王老师这边疗效如何？

师：我治疗的效果还可以。但有一个小女孩，父母离异，情绪不好，不配合治疗，效果不好。

徒：治疗后垂体瘤能消失吗？还是说能来月经，能生孩子？

师：可以消失的。磁共振检查消失，但治疗周期都要一年以上。如果情绪一直很难调整，我不接。

（四）

徒：月经时有黑血块，还痛，怎么调理好呢？

师：坚持经期扎针。

徒：经期扎排水针法吗？

师：是的。

徒：来月经的时候扎吗？

师：月经前两天到干净后两天都可以扎。

（五）

徒：王老师有没有治疗过子宫内膜厚度为6mm以下的月经后期患者，

我在临床中发现此类患者不易见效果，也不易治愈。王老师对这种经后期患者的治疗方案有何高见？治疗效果如何？

师：治疗过，疗效很好，但时间也比较长。

徒：治疗多久能让患者月经来？多久能治愈？停止治疗后，随访三月正常。

师：可以试试，桃核承气汤加当归芍药散加阳和汤（八味肾气丸）。也要看什么问题。最近有一个早衰的患者，我治疗了一年多还没好。一般情况下，治疗需要半年多的时间吧。

徒：内膜这么薄，为何还活血呢，是患者血淤明显吗？没有这种器质性问题，单纯雌激素水平低，内膜薄，是个年轻姑娘。

师：子宫微循环障碍，能厚得起来吗？现在很多薄的都是堕胎引起的。有句话叫土地肥沃，都板结了，沙化了，能叫肥沃吗？

徒：我遇到的几个患者才大一，连男朋友都没有，单纯激素水平低。

徒：我舍友也是这样，子宫内膜薄，为4mm，出血一个月。

师：这种很有可能就是玩手机，骨缝变形了，脑部供血排毒的功能已经下降了，只是还没到检查出来长东西了。

徒：她们这种月经期扎排水针法可以改善吗？

师：可以，但要配合转螺旋圈，戒手机、平板电脑。

风湿病的治疗

我曾经以为我治疗风湿、类风湿病很厉害。上周闭关抠《伤寒杂病论》，汗颜，张仲景医圣讲得清清楚楚，以前读不懂啊！我现在把皮肤病纳入风湿病。风湿病，大氛围就是虚实寒热。寒热都不重要，因为风湿病都是寒热夹杂。所以，虚实可以概括。皮肉脉筋骨，到了筋骨，就会变形、瘫痪。但，我的体会是：皮肉脉不解决，根本治不到筋骨。因为筋骨要靠皮肉脉去滋养。

虚实怎么分呢？

第一种，虚，就是皮部萎缩。这种人针扎下去特别涩，粘针，不好进针，当然要排除针质的问题，华佗牌的针很粘涩，正安最近进的一批环球的针，也很粘针。这个很好排除，每个病人扎起来都感觉粘涩的，一般就要考虑属于针质的问题。皮部薄，扎排水针，一寸的针都立不住，这种人，扎针效果差，吃药效果也慢。因为皮下的微血管萎缩，皮下神经也萎缩，疏通起来漫长而持久。遇到这种病人，不管是不是风湿都要跟病人说清楚，疗程很长，有耐心就治，没耐心就请另请高明。这种人一般看起来体型都板板的、绷绷的，好像很紧张的样子，这种病人，里面的痰浊都是干涸的、胶结的样子，要微辛微润。更不要汗蒸，千万别大范围艾灸体表，千万别用大量的姜桂附，会越来越胶结。这种病人虫类药打成粉，每天小量冲服，一天三次，一次 0.5 克，慢慢地疏通。小量的麻黄、石榴皮（同道济南熊兄弟的经验）、白芷、前胡、全瓜蒌、苏叶、山慈菇，微辛微润，慢慢疏通。

第二种，实，就是皮部没有萎缩，表现为有水气、痰浊、淤血，这种病人按照金匮的方法能很快治愈。

第三种，皮部不薄，扎排水针，扎到腹膜针也需要挺长，这种其实是假象。元气已经非常虚，其实是虚的一类。元气外越，是一种虚胖或者是水肿了，肌肉层其实是板板的、硬硬的感觉。这种病人大都是到处治疗，用过很多激素。用激素、生物制剂超过一年的病人我一般不接，因为用过激素、生物制剂的病人，免疫力被破坏得太厉害，重建很难。

还有急性期，要允许用激素和止痛药，再慢慢减量。急性期，中医控制不下来，很容易导致其他内脏出问题。急性期看西医比较好，因为很多中医对激素使用不专业。所有的风湿病都会伴有血管发炎，所以我都会用四妙勇安汤加阿胶打底。

师徒问答

徒：风湿病和类风湿病是什么机理？

师：西医的机理可以去查书。

徒：治好皮部就足够了吗？

师：中医的机理我刚讲了，治疗皮部就是治疗全身。

徒：急性期对内脏有什么损伤？

师：心脏、肺、肾等都会有损伤。

徒：请问月子里因劳累所致的腰疼膝盖疼能否治疗？

师：皮部汤泡澡，中枢催眠词。

徒：不厚？还是不薄？

师：其实皮部是薄的，那种厚度都是痰湿和水气。

徒：老师，治疗皮部就是治疗全身，也不用辨证五脏了？

师：要辨证，我今天讲的是一个法门。辨证加上我这个法门。大家要记住，皮部是出入的，人体要健康，就是要有升降出入，出入不行，升降也就没了。圆运动谈了很多升降，但没有出入，不可能有升降。

徒：对风湿、类风湿这种病关注好久了，感觉亮师没讲透彻，是不是此病的根缘在皮部？

师：大家好好悟吧，我只能说，我讲得很彻底。你们要从单纯的五脏辨证里走出来。津液是关键，阳气疏布是诀窍。补即是泄，泄即是补。大家好好复习，我去年讲的阴阳。皮部汤是处理皮部的好方，我以前不用阿胶，觉得太贵，后来发现很难替代。

徒：老师，皮部是属表还是里？

师：是表也是里。

人人都有盆腔炎

盆腔是什么，女人有盆腔，男人就没有盆腔吗？附件炎是女人特有的，盆腔却是男女共有的。构造相不相同没关系，有盆腔就行。你说盆腔装什么？除了子宫、附件，盆腔里男女装的差不多，都是肠子和膀胱。女性为啥便秘的那么多，因为盆腔炎会导致肠道发炎，肠道发炎也会导致附件炎。分泌物传播，互相感染。很多人之所以腰痛，就是盆腔炎导致的，盆腔炎会导致腰椎发炎。所以很多腰痛病，查不出原因，因为病因在盆腔炎。

所以要着重讲盆腔，特别是男性盆腔炎。治疗盆腔炎，屁股上有八髎穴，很多时候艾灸和针刺八髎穴，盆腔炎就能好，因为八髎穴有神经经过进入盆腔。但很多时候效果不好，因为颈椎出了问题。颈椎出了问题，调局部神经意义就不大了，还有一个原因便是肠道不蠕动，一直在慢性发炎，分泌物不断进入盆腔，所以，一定要保证肠道通畅。男性有前列腺炎的，必定有膀胱炎。现在的人呼吸都很表浅，腹部几乎不挪动，压缩膀胱的力量就不足，所以要做腹式呼吸。现在桃核承气汤的使用率很高，原因在此。

师徒问答

徒：男性盆腔炎如何诊断，或者盆腔炎的诊断依据是什么？老师您说的炎症跟西医的炎症是不是一回事？到底要不要消炎？

师：有前列腺炎的、腹部肥大的和便秘的男性，就可以诊断为盆腔炎。不管什么炎症，用西药的效果都很差。我在这里说的炎症就是西医讲的慢性炎症。

徒：可是我的盆腔炎，中医和西医的方法都试过，五六年都没治好。您有什么好方法能推荐一下吗？

师：可能没调理颈椎。

徒：颈椎导致的盆腔炎，颈椎是否都有症状或在影像学上都有改变？怎么调理？

师：是的，但不搞正骨的一般看不出来，骨头没断，椎间盘没突出，都说没问题。颈椎很多时候没症状，你戒了手机，就够了。

徒：脊柱是否会有一个点，按下去能够起到整体调节的作用？

师：按道理有。

徒：妇科病很多时候就是要加上调整骨盆，除了内服汤药。

师：我暂时做不到。

徒：脊柱是个整体，有颈椎病的人胸椎腰椎也有问题的，但骨盆肌肉的平衡很重要。

师：是的，螺旋力会自动调整。

徒：肌筋膜里有螺旋线，有共通点吗？

师：螺旋线太浅了。

徒：软组织外科提到大部分颈椎问题来源于腰骶部。

师：腹部大的一般都有盆腔炎。

徒：盆腔炎是不是可以通过松解盆底肌肉来治疗？

师：有一定的效果。

徒：很多都是颈椎的问题，为什么与手机有关？写字之类也是在低头做事啊。

师：手机是蓝光，而且手机屏幕小，看手机入迷，越无聊越入迷，一玩就忘了时间。长时间低头写字，也会导致颈椎的问题，但写字入迷的人很少。

打呼噜很危险

打呼噜，这也是一个极为广泛的问题。以前我也是按照辨证论来治疗，但效果不理想。后来研发出鼻咽散，许多人塞了鼻咽散后跟我反馈，不打呼噜了。这就是我讲的九窍一窍、一窍万窍、万窍一窍的理论。好多扁桃体肥大的小孩子，也打呼噜，因为一躺着肥大的扁桃体就遮住了气体的进出。打呼噜是由于呼吸过程中气流高速通过上呼吸道的狭窄部位时，振动气道周围的软组织而引起的。上呼吸道为啥狭窄呢？其实还是鼻咽的慢性炎症导致的，长期炎症，身体就会形成疤痕来自救，形成了疤痕，组织自然就失去弹性，管腔变窄。

这几天给病人扎补肾针法，许多病人反馈，鼻炎和咽炎得到了缓解。这是一个因果问题，颈椎出了问题卡压神经，鼻咽就会出现问题。鼻咽发炎，炎性浸润，会导致颈椎肌肉发炎粘连板结。这就是为什么松解颈肩后，病人会感觉痰增多，这就是我讲的"洗池塘理论"，本来粘着肌肉组织的痰，被释放后，就有了外排的机会。

所以治疗打呼噜：第一，颈椎要好。第二，肠胃要好。防止胃液返流，返流就会腐蚀咽喉。第三，肝胆要好。因为许多胃炎，都是胆汁返流导致的。其实上次讲肝胆结石的时候讲过，主要还是肠道要干净，防止细菌侵入肝胆管。第四，情绪要好。不过这也是句空话，人活在世间，没有超凡入圣，情绪就很难平稳清静。

师徒问答

（一）

徒：服用鼻咽散为何出汗都有药味？

师：很正常，药气会被人体吸收。

徒：服用鼻咽散期间感觉出的汗都是黄色的。这是为什么？

师：因为排出了皮下的湿热。

徒：打呼噜的人睡觉的时候一旦呼吸暂停，是不是容易有生命危险？

师：有一时性暂停，时间很短，没有生命危险，但会导致心脑缺氧。

徒：老师，具体松解肩颈是通过针灸还是推拿手法呢？如果针灸，针灸穴位是哪几个啊？

师：排毒针法可以松解，加上转螺旋圈。

徒：最关键的问题是颈椎吗？

师：互为因果。现代人颈椎几乎没有好的，大部分都是乌龟颈。

徒：打呼噜有时候捏鼻子捏一会，就不打了，过了几分钟又开始了，这是为什么?

师：捏鼻子胸腔气管会一时性扩大。

（二）

徒：打呼噜能引起肠痉挛吗?

师：可以引起。

徒：大人睡觉磨牙是由哪些因素引起的?

师：睡觉磨牙是个大课题，但根本原因是因为牙龈痒。

徒：我明白了，颈椎不好会引起全身毛病的，所以要保护好颈椎。

师：是的。

徒：颈椎不好，肠胃不好用鼻咽散有效果吗?

师：有一定的效果。

徒：一个三四岁的小女孩，经常流鼻血和哭闹，每次睡完觉起床后都要哭上半个小时，流鼻血和她情绪有关吗？该怎么办?

师：先去医院检查鼻腔有没有问题，确诊后再去找中医把把脉。

徒：颈椎不好，影响了肠胃，可以先把肠胃调理好了，再调理其他的，这是倒着治疗吗?

师：很多因素，都是互为因果，互相胶结，所以要整体调理。我在北京有个病人做我的螺旋力柔和微塑形治疗，比她老的和比她小的病人做完效果都不错，但她却很容易反弹，因为她的皮部全是粘痰，肌肉筋膜组织根本无法维持效果。

（三）

徒：协调肚脐散和鼻咽散可以同时用吗？协调肚脐散用多长时间才有效果?

师：两者可以同时用，每个人体质不同，所以时间长短也不一样。

徒：右脚脚踝内侧下两指处，转螺旋圈会疼，用手指按压更疼，为什么会这样?

师：可能是有错位吧。

徒：早晨刷牙为啥会有呕吐感?

师：可能有咽喉炎，还有可能有胃寒，因为牙膏辛凉，会刺激胃。

徒：不是每天刷牙时都有呕吐感，感觉嗓子里有痰时想咳出来，但是咳时会恶心，甚至吐出来吃进去的东西。

师：那就是慢性咽喉炎了。

徒：请问老师肠痉挛时，按摩肠反应区能缓解疼痛感吗?

师：要先排除器质性疾病。

徒：打呼噜的人是不是容易鼻塞？

师：我刚刚讲了，九窍一窍，肯定是有或轻或重的鼻炎和咽炎。

徒：打呼噜听说有遗传倾向，是吗？

师：这个我还没有看到相关资料。其实我觉得许多遗传病，不只是基因遗传，还有饮食生活习惯的因素。

（四）

徒：对于脂肪肝，老师有没有治疗方法？

师：用我讲过的肝胆结石的方子。（详见亮师公众号《肝胆结石的治疗》这篇文章）

徒：老师讲到痰，我三十多岁了，一直没吐过痰，是不是问题很严重？

师：那也可能是你身体很好。

徒：老师，什么原因引起牙龈总出血呢？

师：牙龈炎。

徒：牙龈出血红肿可以用美牙散吗？

师：可以。

徒：用鼻咽散一直不停地吐痰，按照亮师的洗池塘理论，是不是一直在排毒？是好事情吗？本人有慢性咽炎。

师：是的。

徒：瘦子好像会打呼噜的很少，跟胖瘦有关系？

师：瘦子打呼噜的也比较多。

徒：老师，我爸爸就是有慢性胃病，后来发展到食管下端发炎，再后来发展到咽喉炎，这个用鼻咽散有用吗？

师：有一定效果。

徒：用鼻咽散一直会流清鼻涕，类似果冻的，特别是比较热的时候。

师：鼻涕排出来是好事啊！

（五）

徒：小孩扁桃体肿大能用鼻咽散治疗吗？

师：用皮部汤和足贴散比较好。

徒：用美牙散含的时间长了，嘴唇麻木，是药物的原因，还是含得太久了？

师：时间太长了吧。

徒：我鼻子一直不通，用鼻咽散也不流鼻涕，是什么原因？

师：颈椎的问题太严重了。

徒：小孩疝气中医有什么好的治疗方法吗？

师：治疗疝气，用小儿推拿治疗效果不错。

玩手机影响疗愈

来广州后，我发现同样的病，效果没有都昌那么快。观察后发现了几个问题：第一，这边吃喝玩乐的节目太丰富，病人很难听从医生的医嘱；第二，这边的信息资源太丰富，很难完全相信一个大夫说的话；第三，熬夜；第四，广州这边湿气很重，而湿气重，会阻碍气血的运行；第五，人们习惯久坐玩电脑、手机。

中医说久视伤血，血伤则不养筋膜组织，眼底和脑部筋膜组织容易痉挛，痉挛则会更加阻碍气血运行。玩手机、电脑，大都是坐着，中医说，久坐伤肉，小腿肌肉得不到运动，不能推动血液回流，也进一步会导致瘀血。玩手机，手部肌肉得不到全方位的锻炼，只能运动一部分肌肉，其他的肌肉长期处于不运动状态，时间长了，手部肌肉就会出现不协调。我们长时间目不转睛地盯着手机，眼部肌肉得不到锻炼，时间一长，眼部肌肉也会出现不协调。所以长期玩手机，会导致气滞血瘀，肌肉不能协调运动。脑膜痉挛后，脑神经会被卡压。这样一边扎针，一边吃药，一边玩手机，就很难疏通气血。

还有一个问题，现在大多数都是触屏手机，微电流会损伤手指的末梢神经，末梢神经一受伤，手指敏感度就会降低。大家知道，井穴在指端，所出为井，会堵塞整条经络。我以前讲过，四肢末梢，最容易瘀血，经常端着手机，会加剧四肢末梢的气血瘀滞，神经传导障碍，气血循环又差，即使再怎么扎针吃药，效果又怎么会好呢？

师徒问答

（一）

徒：好多病用井穴放血效果是不是很好？例如颈椎或腰椎引起的四肢发麻？

师：是的。

徒：但有些人指尖放血后，维持的效果不长久，又该怎么处理呢？

师：这个要辨证，然后从全身整体的角度去处理。

徒：那长时间看书同样也会有这些问题吗？

师：第一，书是纸质的，纸质的没有蓝光。第二，我没有看到有人看书跟玩手机一样投入。

（二）

徒：老师，我想问一下对于糖尿病引起的末梢神经炎，您有什么看法？

师：这种末梢神经炎我没治过，没什么经验。

徒：以前我同事治疗末梢神经炎，除了局部扎针外，还会配合涌泉穴穴位注射维生素 B12，效果还不错，但一直都没想明白。

师：营养神经吧，这个我没治过。

（三）

徒：请问所出为井，出井之前的气血是从哪里来呢？一直不明白五腧穴的来路。

师：其实说的就是末梢气血容易堵塞，因为末梢血管纤细，离心脏又最远。四肢末端取穴原理：末梢血管收缩，中枢神经就会紧张；末梢血管循环恢复通畅，集中于脊椎的紧张与压力就会缓解。

徒：老师，对于三叉神经痛有什么好的方法吗？最近遇到两个病人，治疗的效果不是特别理想。

师：可以用阳和针试试。

肝胆结石的治疗

前段时间，有一个胆囊结石的病人，我让他去做手术了，为什么呢？因为胆囊里面长满了结石，肠道又很脏，我怕结石梗阻。我老家有个西医，胆囊结石，每次痛，他都自己打点滴，后来结石梗阻引发了胰腺炎，前后还没两个月人就没了。

结石分类有：肝内胆管结石、肝外胆管结石、胆管结石、胆囊里的结石。

结石一般有三种：胆红素钙结石、胆固醇结石、两种混合结石。当然还有其他的，比如蛔虫的尸体。所以我们统称为肝胆结石。胆红素钙和胆固醇，会慢慢粘连在一起，就是靠一些蛋白。这些蛋白呢，在胆囊和胆管发炎的时候，分泌得最多。所以我把这些蛋白归结到中医的粘痰里面。

胆囊和胆管为啥会发炎呢？原因有：饮食不规律，减肥不吃晚饭，早上不吃早餐；情绪不好；颈椎板结粘连卡压严重；肠道脏。为啥要说颈椎呢？因为胆囊蠕动受迷走神经调控。颈椎板结粘连卡压严重，迷走神经被卡压，胆囊蠕动节律就会紊乱，胆汁里面有全身各组织代谢的垃圾废物，里面也有一个叫胆汁酸的东西，胆汁酸可以让钙离子、胆固醇溶于水，阻挡钙离子与胆红素结合（胆红素与钙离子结合会形成结石）。但是胆汁酸的产量很少，所以要经过回肠再吸收，肠道不好，肠肝循环就会被阻断，胆汁酸就不能很好地经回肠吸收。

胆结石大了千万不要硬排，不像肾结石，肾结石到了尿道出不来，还可以体外碎石，肝胆结石一旦梗阻，会有生命危险。肝胆结石一定要慢慢化开，有两个重要的因素：第一个是肝胆管狭窄，第二个是 oddi 括约肌。肝胆管狭窄，除了先天因素外，后天都是炎症导致的。因为肠道发炎后，细菌会经过门静脉和 oddi 括约肌进入肝胆管，导致 oddi 括约肌容易增生硬化板结。oddi 括约肌增生硬化板结，打开与关闭的功能就会受限。打开功能不好，胆汁不能顺利进入肠道；关闭不严，肠道的浊物就会倒流入胆管。

所以治疗肝胆结石，我的经验方：

第一，芍药甘草汤合大柴胡汤合乌梅丸加虎杖、青蒿、茵陈、鸡内金、山楂、生麦芽、神曲、花蕊石、青礞石。

第二，戒手机，多转螺旋圈。

第三，饮食八分素，两分荤。

师徒问答

（一）

徒：胆囊切除了会怎么样？

师：结石不大的话，不建议切除胆囊。因为胆囊就像水库，储存胆汁，没有胆囊，雨天涝，旱天干。胆囊切除了，肝胆管也容易长结石。

徒：胆囊切除了的怎么办？

师：胆囊已经切除的，我的肝胆结石验方，打成粉服用，一天四次，一次两克。

（二）

徒：把脉可以把出有没有肝胆结石吗？

师：把脉一般可以摸出有没有结石，但容易失手。我见过很多把脉高手，很多时候都会失手。

徒：医疗条件这么方便去医院检查就行了。

师：是的，但检查也经常会失手。

徒：这个病平时应该有一些症状吧？通常大家没感觉到身体的异常是不会去检查的，该如何才能知道自己有结石了呢？

师：很多人没症状。当上腹部有胀闷感时，就要注意了。

（三）

徒：方子剂量方便公开吗？

师：教材上的剂量。

徒：这个方子有效率是多少？

师：只要没急到要做手术的程度，就都能打下来，只是每个人的时间不一样。

徒：是不是针对所有类型的胆结石？

师：是的。

（四）

徒：老师，胆囊切除后，肝胆管为什么还容易长结石？是因为胆汁淤积吗？

师：因为病因没有解决，只是把果子摘了。我刚说了，肝胆管狭窄没处理好，肝胆管和胆囊炎症没处理好，只是把胆囊摘了。大家记住了，打从照 B 超发现胆囊壁毛糙就应该开始治疗，不要等到长结石。

徒：胆囊息肉和胆结石有什么不一样的吗？

师：病不一样，但治疗原理相同，胆囊息肉要在里面加重排水饮的药。

徒：喝米醋能预防吗？

师：有一定的效果。

徒：市面上有种排肝胆结石的保健品，就是吃进去排出绿色的小石子，这个有预防作用吗？

师：你没听课吧，你百度一下 oddi 括约肌，你就懂了。

（五）

徒：半夏是用生的，还是用法半夏呀？

师：生的不要用。

徒：老师，我发现有胆结石的人性格都很固执。

师：我刚说了情绪会导致肝脏代谢紊乱。

徒：老师，能再讲讲这个治疗肝胆结石的经验方吗？

师：乌梅丸我在看《伤寒论》的时候，发现它能改变肠道环境，调整 oddi 括约肌开闭。芍药甘草汤是松解板结黏连。大柴胡汤调整肠肝循环。方子里面再加三棱和莪术，细辛不能打粉内服，把细辛换成威灵仙。虎杖的清热解毒效果奇佳，我一般用 15 克。附子也只能用制附子。

（六）

徒：胆结石的脉象也有软而无力的吗？

师：什么脉都有。

徒：是用温法还是补法？

师：补泻一体。

徒：打粉装入胶囊里可以吗？

师：可以。

徒：青礞石的化石原理和火硝一样吗？

师：我说了，那些蛋白我归入粘痰里，因为这些粘痰的存在，结石会越粘越大。

徒：肠肝循环是胆总管和十二指肠连接，还有胆管肠道为筋膜，是这样理解吗？胆囊为袋状结构，和盲肠阑尾结构相似，这里可以有发挥吗？人体每天分泌大约500毫升胆汁，这里可以有发挥吗？青蒿、茵陈是否在发挥这一生理作用？亮师分析得太全面精辟了，颈椎卡压板结粘连也可以导致肝胆管狭窄，导致流通不畅，不通而发炎化火，再次感谢亮师的开导。

师：肠肝循环，你可以百度一下。

注：肠肝循环，指经胆汁或部分经胆汁排入肠道的药物，在肠道中又重新被吸收，经门静脉又返回肝脏的现象。此现象主要发生在经胆汁排泄的药物中，有些由胆汁排入肠道的原型药物如毒毛旋花子苷G，极性高，很少能再从肠道吸收，而大部分从粪便排出。有些药物如氯霉素、酚酞等在肝内与葡萄糖醛酸结合后，水溶性增高，分泌入胆汁，排入肠道，在肠道细菌酶作用下水解，释放出原型药物，又被肠道吸收进入肝脏。

如何治疗前列腺疾病

前列腺炎，我以前治疗得也不好。后来拜访了孔乐凯老师，他说："肠道是男科、妇科的外环境"。于是我恍然大悟。以前调理的前列腺炎，治疗好了，出去一吃喝就反弹；在家里吃干净一点，就比较稳定。前列腺炎、盆腔炎、妇科炎症等都伴发肠炎。当然我说的肠炎有可能是检查不出来的，但绝对有肠道的症状，比如一吃火锅就拉肚子、大便粘等。我现在治疗前列腺炎，用薏苡附子败酱散合当归芍药散，加蜈蚣。这是基础方，配合排水针，效果非常好。如果前列腺增生肥大了，就加荔枝核、橘核、王不留行 100 克。黄柏是特效药。许多人的生殖器随着性生活的频繁，静脉会越来越曲张。所以我喜欢用丹参熬成膏让病人服用。还有就是要适度运动、少用手机、尽量不要吃辛辣油腻的食物。

师徒问答

徒：请问下，王不留行 100 克是每副药还是每天的量？这种前列腺炎与阳痿早泄有相关性吗？

师：是每天，有一定关系。

徒：老师好，请问前列腺癌可以用这个方子吗？

师：也可以用，但癌症效果不会太好。

徒：那阳痿的治疗也可以用这个吗？

师：可以。

徒：老师，那黄柏量用多少呢？

师：黄柏 14~30 克。

便秘

便秘现在是一个大问题，十个人中有七八个都有这个问题。排毒途径有汗液、呼吸、大小便，而大便又是最重要的排毒途径。寒热虚实燥火，都会引起便秘；但这些今天不讲，因为中医书从古讲到今。今天我讲的主要是一些现代问题导致的便秘：

第一，颈椎导致便秘。颈椎卡压神经，肠道不蠕动，大便时会有无力感。颈椎，我讲过很多，还有人叫我颈椎医生。这个可以用到的方法有：用针刺到横突上，抖动，很快会松开；还有之前讲的皮部梅花针疗法；还有擀面杖敲法；还有转螺旋圈。

第二，菌群失调。这个可以吃有益菌、吃泡菜。

第三，就是我讲的变形记。因为年轻的时候，肥甘厚味，暴饮暴食，肠道里的小孔，被堵塞，肠道被撑得变了形。我说过，过了变形系数，肠道就不能恢复原形。用橄榄油 100 毫升勾兑新鲜应季水果果汁 100 毫升，一天喝完，可以解决这个问题，再配合转螺旋圈。这就是我讲的，洗衣服理论。

第四，情绪。心情压抑，肝血管就会痉挛，静脉血回流就会缓慢，胃肠供血就会出问题。时间长了，就会胃肠黏膜溃疡、胀气。

第五，盆腔炎。盆腔炎，西医里专指妇科。而我讲的盆腔炎指的是盆腔这个范围里的炎症。红藤消除盆腔炎效果很好。

第六，鼻炎。鼻炎导致膈肌痉挛。膈肌痉挛，弹性降低，不能很好地升降。膈肌升降差，就不能按压五脏六腑，肺的肃降就会减弱。五脏六腑的挪动，需要膈肌的升降按压。

第七，表证。现在空调用得多，出现很多表证。皮部升降出入沐浴汤，可以很好地解决这个问题。

师徒问答

（一）

徒：橄榄油 100 毫升勾兑果汁 100 毫升，任何水果的果汁都可以吗?

师：每天换水果，自己榨。

徒：红藤用多少克?

师：60 克以上。

徒：是说经常吃泡菜？要自己家做吗?

师：自己做。

徒：怎么使用红藤消除盆腔炎?

师：煎水当茶喝。

徒：四五岁的小孩便秘怎么办?

师：刚才讲了，肉食太多，零食太多。

徒：鼻咽散调的时候香味儿挺强，怎么放到鼻子里就闻不到什么味道了呢？

师：适应了。

（二）

徒：我现在就用皮肤升降汤泡脚，后背好冷，啥原因？

师：背部卡压厉害。

徒：颈椎病卡压神经多发生在颈几？

师：颈椎变形，是整个颈椎；大便无力的话，属于颈一、二椎，继续泡澡。

徒：我不便秘，怎么到这时候痔疮就痛？

师：可能是胃肠积热。

徒：情绪引起的便秘除了调整情绪外，还可以如何调理？

师：请辨证地看待，红藤只是一个比较好的药，不是说所有的病就靠一个红藤。旅行、义工、念经都可以。

徒：后背疼是常态，人很怕冷，怎么解？

师：我说过，很多人怕冷，是因为堵塞；用转螺旋圈的方法转开堵塞部位。

徒：我是南方人出差到甘肃，天气干风沙大，用了鼻咽散有一个鼻子流鼻血，另一个表现干，要如何调理？

师：甘肃供暖吗？

徒：供暖。

师：尽量避免一冷一热。

（三）

徒：皮肤痒怎么办，一年四季花露水没停过，怎么解决？

师：皮肤痒的原因很多。

徒：检查过说血热。

师：怎么检查的？

徒：号脉。

师：那找号脉的医生解决。

徒：肠胃积热怎么办？

师：鸡屎藤煎水喝。

徒：以前月事提前，用鼻咽散三个月，头两个月正常，不提前了；这个月却延后，还没来，啥原因？

师：在修复。

徒：念咒和转螺旋圈可以同时进行吗？效果是否来得更猛？

师：可以。

徒：经期可以用鼻咽散吗？

师：停用。

（四）

徒：我是手术治疗的，没吃东西，一个星期后大便时把那个痔疮拉出来了，但大便正常了痔疮还是痛。

师：痔疮没好呗。

徒：每次转圈后嗓子痛，缓两天好些，再转还是疼，请问是正常反应吗?

师：有慢性咽喉炎吧。

徒：经期用鼻咽散有什么后果?

师：怕打乱月经周期。

徒：我原来得过甲亢，现在病情稳定，我可以用鼻咽散吗?

师：不行。

徒：用鼻咽散有时下颌两边会有点儿疼，就是耳垂下面的部位。是什么原因?

师：您的脸，大小脸。我讲的这些，一般都是7个原因都有的，两边脸不一样大。

徒：请教老师，我没有咽喉炎，只是每次嗓子疼必须靠抗生素，否则就得发烧，像我这种情况如何调理?

师：那肯定有慢性炎症。

徒：塞鼻咽散，只有左下腹有闷响声，右下腹没有。怎么办?

师：右边粘连吧。

痛症的治疗

关于痛症，有句话说“不通则痛，通则不痛”。这是不是很矛盾？其实这句话说了一个意思：通而不畅则痛；通畅不痛；完全不通，也不痛。具体解释如下：

通而不畅则痛

为什么身体的一些地方以前痛，后来不痛了，治着治着却又开始痛了。这其实是好事，因为这相当于从完全不通畅治成了通而不畅。所以，有时候一些痛症治疗一段时间后不痛了，不一定是治好了，反而可能是拖的时间长，堵死了。所以缩脉非常重要，脉缩了，不痛了，不是你治好的，是拖久了，堵死了。治疗缩脉厉害的，一定要跟病人说，以前的劳损会重新痛起来哦。我这次就是没解释，所以病人不信任我了。

以前说痛症有虚、有实，其实只有虚，虚是正气虚，实是邪气实。这个大家要去复习我讲的皮部理论，虚实一体，阴阳一体，补泻一体。为什么身体有些痛症好治，有些痛症不好治？需要看血管和神经被卡压的程度：有些通而不畅，只是被黏性分泌物卡压了；有些被浊痰、死血卡压了；有些是神经本来就发炎了，比如脱髓鞘脊髓炎；有些只是被错位的骨关节卡压，所以有些案例，正骨医生“咔咔”复位就好了。所以大家要记住，治好了，要知道是因为这个病好治，治不好要知道是因为通而不畅，很难进一步疏通。不要治好了就把自己吹成神，没治好，就说中医没用。

师徒问答

（一）

徒：那就是说真正通的时候就不会缩脉了？

师：是的。

徒：九针可以对付这些卡压痛吗？

师：什么针都可以，什么针都不可以。

徒：师父，完全不通，也不痛，是不是类似于运动员关节扭伤了打一针封闭针，不痛了，其实伤还在，只是被药物封死了感觉不到痛了？

师：类似，但不完全等同。

徒：完全不通是神经坏死了吗？

师：如果神经断了，不会有痛痒等感觉，比如高位截瘫的病人。

徒：痛的本质是神经被卡压吗？有对应的有形物质吗？

师：痛，绝对是神经受刺激了，可以看看神经生理学和神经内分泌学。什么问题引起的疼痛，最后都落实到刺激了神经。

徒：真正通的时候就不会缩脉了，会不会在治疗的过程中脉不缩了，过几天又缩了呢？

师：会的，跟病人的情绪、生活习惯都有关系。

（二）

徒：酸和胀呢？和痛有什么区别、表现呢？

师：酸胀也需要神经传导，对神经刺激程度不同，就是分泌物的成分和量的不同。

徒：怪不得前几天给一个腰腿痛的病人扎了螺旋力针，扎完哪儿都不痛了，过两天又痛了。原来是通而不畅。

师：所以我讲过，针刺就是伤害与修复伤害。所以针刺一定要配好穴，要不然把气引乱了。哪里被刺激伤害，大脑就会指引气血去修复，所以颈椎病严重的，针刺效果慢，针感也差。

徒：那要是扎针把气引乱了，有什么办法可以把气又理顺呢？

师：找明医调。

徒：最近在练针，在身上到处扎，很多红点，是不是不好？

师：别乱扎。

徒：老师，请问对于肩周炎患者，有些人痛到一定时间不痛了，这也是完全不通则不痛了吗？

师：是的，调理一段时间又会痛。

徒：那这个需要继续治疗吗？

师：需要。

徒：师父，我在针灸治疗肩胛骨内侧疼痛时，一般施针后到第二天更痛，第三天便开始缓解，我自己的体验也是如此。原来是由“不通”到“通而不畅”再到“通畅”，真是理不辩不明。

师：是的

缩脉（陈志鹏讲）

缩脉，我个人认为，缩，有萎缩、收缩的含义。对内而言，此脉所应的脏腑的供血会受到影响，对外而言，缩脉的原因多种多样。

缩脉，如同一根变性被扭曲的塑胶管，或者一根被踩瘪的吸管，也或者说成是一根生锈塌陷的水管。他们有一个共性，就是内部流量的减弱，所以称之为缩。

如同生锈的水管一样，管径会变小，当有的水管管壁出现问题的时候，这个水管也会塌陷。脉管内部流量减弱了，脉管外面是什么状态呢?外面，就会相应地产生形变，关于成因，个人有下面几种猜测：

第一种想法

比如产生扭曲力量。举个简单的例子，如果我们用拧毛巾的方式去拧一根塑料水管，这个时候，拧的中点的位置的管腔，会是张力高，管腔小的状态。就是那一滴水对应的上面的位置，毛巾拧了，张力高，所以水流出来了，但是血管就不会流出血来，当然也有可能渗血，因为血管也损伤，被反复拧，然后通透性增加。而且，如果水管里面有水，如同脉的状态，甚至可以产生回流。大的扭曲力的源头，可能是人体气血的整体不平衡。

第二种想法

比如压力的产生。我们知道肚子里面的内脏，其实是贴着的，相互靠拢，相互摩擦，相互配合，蠕动，运转。这个时候离不开内脏之间的压力。内脏和内脏之间都有相邻却有间隙。内脏会以一定的频率在两个内脏相互接触的地方不断蠕动，如果蠕动不一致，甚至相反，就会相互抵消，这个过程中，力量更强的内脏逐渐就会占上风，从而对另一个蠕动力量弱的脏腑产生一个压迫，被压迫区域的细胞从活性变低到供血减弱，逐渐血脉收缩，于是就产生了缩脉。

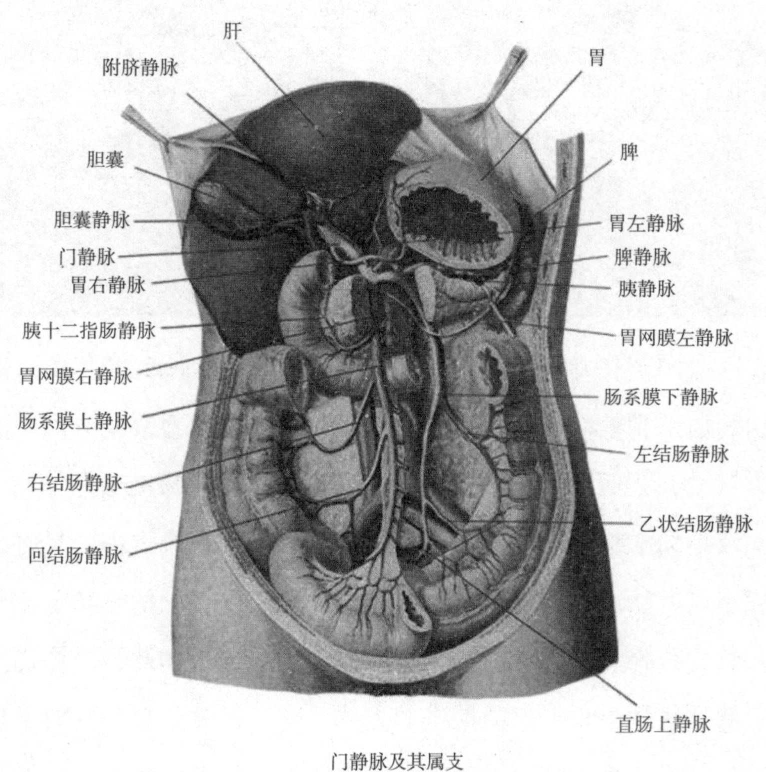

门静脉及其属支

也比如，肿瘤压迫了某一个内脏的血管，产生缩脉，比如我们看肠镜的时候，在右上腹和左上腹，分别是肝脏和脾脏的位置，肠型很多都是紊乱的。上图中两节断开的肠道的位置，就是左右上腹部，左上腹部相邻是脾脏和胃，右上腹部相邻的是肝胆区域。为什么？其实是肠道与肝脏，肠道与脾脏之间接触的部分不断地挤压，但是都不在同一个频率，导致相互推挤、压迫，由此血脉运行都受到影响，从而逐渐扭曲变形。

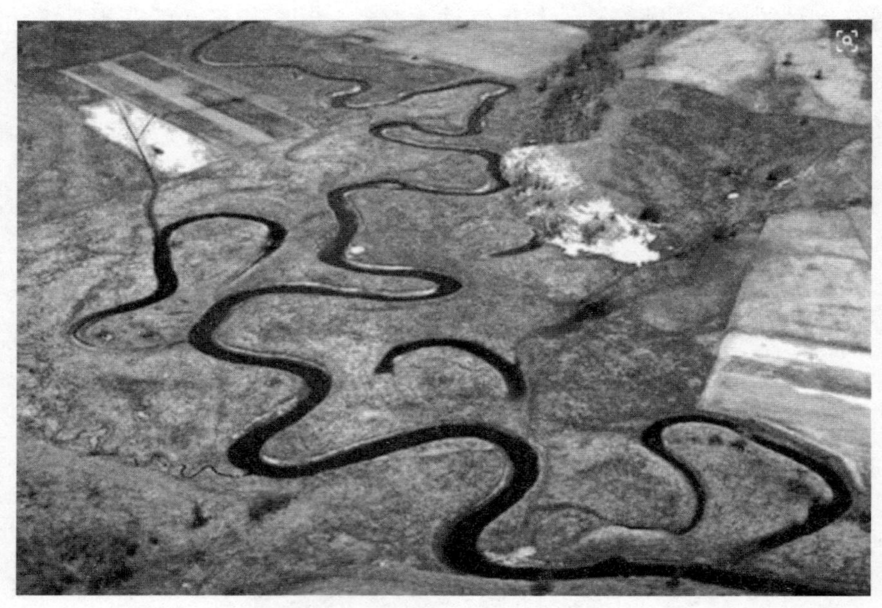

看这张卫星图中间的河流，没法将河道改成直线或者规律性的轨道，因为周围到处都有阻碍，有了阻碍，水流自然会改变方向向阻力低的地方流动，久而久之就形成了新的河道。我们的肠道也是如此，肠道一段一段地向前蠕动，并碾压推动里面的食糜。还有胃部，是将食物挤压分成小段，然后在蠕动的过程中摩擦，相当于把大的食物分成很多小部分，然后再将每一个小部分分别摩擦。肠道也是如此，总体仍然向前推进，就是这种小虫子似的前进的方式。这时候肝脏总是在向上推动或者向左侧推动食物，这个过程中，出现两者运动方向相反，或者不一致时，肠道就要调整蠕动方向来推动食物，（肠道走行方式和方向：肠道从右下腹部将食物上推，经过右上腹部，到左上腹部，到左下腹部）那么肠道就会像避开石头的河流一样弯弯曲曲地绕着运行。这时候，缩脉就出现了。

如果肠道肠型乱了，时间久了形成了定型，就会再进一步影响到肠道后面贴着脊柱的肾脏。肾脏背后是脊柱，前面是肠道，肾脏的血脉也会逐渐地萎缩。而且，肠道紊乱后压迫腰部，经过腹腔背后的肌群（腰大肌为主），腰大肌的下附着点在股骨，也会影响盆腔的进一步错位。这一系列的紊乱是一个链状反应。压力的产生，牵一发动全身。压力的缩脉，在于内脏和腹腔的压力。以上是第二种原因。

第三种想法

比如牵拉力的产生。脏腑本身的机能低下，悬韧带（就是把内脏固定在脊柱上的挂绳）松弛，会让内脏下垂，这个是相对于原来健康时候的位置来说的，下垂的内脏在这个时候就会使原来供血的血管受到牵拉，从而导致供血血管变形。

内脏的里面、外面都是有血管的。我们可以用水管来做比喻，比如一根橡皮水管，原来的长度是 10cm，被力量牵拉后成了 15cm，这个时候管壁会变薄，管腔会变小，相对于原来的状态，弹性也会降低，这就形成了缩脉。牵拉力的缩脉，实质在于张力的改变。

第四种想法

比如温度的改变。温度，我个人认为也是能量的一种表现形式。能量聚集不流通的时候，温度就逐渐升高，就像农村的稻谷堆会出现自燃的现象一样。血管内部温度升高，逐渐会暗耗精血，然后血管枯竭、苍老、板滞，就像枯枝一样。这样的象，产生的缩脉，自然伴随有比如局部脉温高，局部脉管枯涩感，等等。

那么，进一步说，人体的血液总量是一定的，体重变化不大，排除其他的干扰因素，基本可以得出细胞内部液体和细胞外部组织里的液体（除了血液的那部分）基本是稳定不变的，也就是总的液体量稳定不变，这是人体自我调节机制下的稳态。那么，如果有一个内脏的血供减弱，那么，请问多的部分都到哪里去了呢？

举个例子，比如肝硬化，肝脏受到的多余的压力，从食道大出血释放出来；也有从人体皮肤以蜘蛛痣的形式释放出来，也就是微循环释放；也有从腹部静脉释放出来。这种高压的背后，一定是某一个部位的缩和缺血：蜘蛛痣、微循环的释放、腹壁静脉曲张。

虚实从来都不是单一的存在，阴阳也都是互根互用的。背后的理解，除了可以通过经络辨证、表里经、阴阳经、同名经等理论去分析能量的传递之外，对于虚实，更重要的一个方法就是解剖。很多经络在体内的部分并不确切和清晰，而在经络的层次以下，很多却是可以具体分析和推到的，比如静脉、动脉的血液循环，淋巴的回流；比如空腔脏器的形态学研究；比如微循环的方法学；比如腹腔韧带的结构、角度、力度；比如腹壁后层肌群和脊柱形态；比如人体韧带筋膜链；比如脏器相邻接触面和腹腔网膜结构；比如胃肠道自主神经系统；等等。

解剖之下，还有很多要研究和弄清楚的，像形而下和形而上的气血层次，也如同阴阳的两个面，是体用的关系，是不能分离的关系，不能因为学了经络就一了百了，一通百通。虽然学到了太极球的一半就可以根据圆的特性，补全剩下半个太极球，可是收获的是更多的角度。

师徒问答

徒：谢谢，脑洞又打开了。

师：能力有限，只能讲这么多，但愿有缘人能有所收获。

徒：鹏哥讲得很专业。

师：是的，今天讲的东西，相对专业一些，不是很好理解。如果有不懂的欢迎大家提问，如果没有问题，就下课了。

徒：大家可能都还在慢慢消化，有问题课后都会找你的，鹏哥辛苦了。

徒：确实得消化几天。

徒：理论是理解了，可是缩脉该如何治疗呢？

师：通过诊断，明确缩的产生原因何在，然后按照病的层次、进展，合理辨证取方用穴位，这个问题谈起来就很大了。其实解剖对于人体这个精密的个体而言是非常简单粗暴的。人体有很多调节的层次，神经、体液的方面都很复杂。

徒：是的，所以感觉即使诊断是缩脉的病症，但治疗依旧是一头雾水，需要合理地分析辨证。

师：是的，但是缩脉，可能是问题最症结的所在，直接处理可能直接走捷径。这是我个人的体会。

徒：嗯，我需要再消化一下，感谢师弟。

师：嗯嗯，师姐谦虚了。我的水平不行，只能根据自己的理解讲到这里。

徒：讲得非常生动形象，只是内里的含义还需要个人领悟，有时候真是感觉跟不上师父的节奏啊。

师：是的，师父太快了。

皮部与玉屏风散（黄佳美讲）

什么是“皮部”呢？有没有人认为“皮部”就是指“皮肤”呢？其实我们这里所讲的“皮部”包括皮肤在内的表层组织通道。西医上，皮肤分表皮和真皮两层，真皮下面是皮下组织。皮肤还有毛发、皮脂腺、汗腺、指(趾)甲等附属物。

皮肤的功能

我们的皮肤所具有的功能如下：

第一，保护作用：皮肤覆盖在身体表面，表皮坚韧柔软，真皮有弹性，皮下组织起软垫作用，能缓冲外来的机械性冲击力。能抵抗轻度、碱的刺激和阻止细菌向体内侵入。还能折射日光，保护身体免受日光的损害。

第二，感觉作用：皮肤内有感觉神经末梢，对外界刺激，能通过神经传导和大脑皮层的分析，产生冷、热、触、压、痛、痒等感觉。

第三，调节体温作用：皮肤是温热的不良导体，故能保持体温恒定，通过皮肤毛细血管的收缩与扩张、汗液分泌减少与增加来调节对外界气温的适应。

第四，分泌与排泄作用：通过汗液的分泌和皮脂的排泄，能调节体温和排泄一定量的废物。

第五，吸收作用：吸收途径是通过角质细胞，经表皮到达真皮。由于脂溶性物质、激素类物质易被吸收，故应注意药物被吸收而引起中毒。

第六，代谢作用：皮肤能储存大量水分、脂肪、蛋白质、糖、维生素等物质，并参与人体的代谢。

第七，免疫作用：许多皮肤病的发病机理，常有一定程度的变态反应参与。

但如果从中医的角度来讲“皮部”，则有所不同。中医里，皮部是十二经脉之气在体表皮肤一定部位的反映区。十二皮部，即是十二经脉及其所属络脉在体表的分区。

可能很多不熟悉经络循行的人不是很能理解，从中医的角度来理解“皮部”到底到了什么层次呢？大家这段时间有练习过排水针、排胃水针吗？我们是不是特别强调进针的深度？扎针迅速破皮后，进入脂肪层，抵达肌肉层，然后抵到腹膜却不扎破腹膜。从最表层的皮肤，到腹膜之上，其实都是“皮部”。

十二皮部的生理功能

皮部的功能，总体说来有两个方面：一是充养皮毛，脏腑精气通过经脉而布达到皮部，从而起到营养皮毛的作用，所以皮毛的润泽与枯槁，可以反映出皮部气血的盈亏程度，并间接反映出脏腑精气的盛衰。二是防御外邪，外邪侵犯人体，首先侵及皮毛，进而是络脉，经脉直至脏腑。所以十二经皮表之部，也就是十二皮部，显然是防御外邪的第一道屏障。如果皮部气血失和、功能衰弱，邪气就易于由皮部入侵而逐渐深入。

十二皮部在诊断及治疗方面的意义

人体的脏腑因为通过经脉、络脉、皮部和体表建立了联系，所以肌腑的功能活动和气血盛衰，可以在皮部反映出来。这也是《黄帝内经》所说的“有诸内，必形诸外”的意思。于是在诊断上就可以从人体外表的变化，加面色、舌象、体表的寒热等，窥探内在脏腑的功能状况。如《灵枢•经脉篇》认为足阳明胃经“气盛则身以前皆热”“气不足则身以前皆寒栗”，这是因为足阳明胃经及其皮部循行分布在身前的缘故。又如《素问•刺热篇》认为“脾热病者鼻先赤”“肾热病者颐先赤”等，也属于通过皮部诊知内脏情况的案例。特别是在刮痧疗法中，当某处经皮部刮出痧后，医生可以依据痧色的深浅、痧粒的疏密、痧位的深浅来诊断病位的深浅、病情的轻重、病性的寒热、病程的久暂。在治疗方面，有许多外治法就是通过皮部来起作用的。如用药物薰、洗、浴、敷、贴，用梅花针叩击、艾条灸烤、激光照射、电流刺激、推拿手法等方法，都是首先作用于皮部，然后通过皮部将药物或其他刺激或治疗信息传入经脉、通过经脉而入内脏，从而起到治疗疾病的作用。特别是刮痧疗法，是通过刮拭或点压的方式，直接作用于十二皮部的孙络，使细小的络脉充血或出血，使皮部的汗孔开张，从而达到排泄邪气、调整经络和脏腑功能。

那么，皮部与玉屏风散又有什么关系呢？先来看玉屏风散中的各种成分的作用如下：

防风：辛、润，辛可散，润可开燥结。量小（用量小于10克）通气，是一个升阳的过程；而量大（用量大于20克，有时甚至可以用到30克）时可解痉、化痰湿，针对痉挛与痰湿的症状。

黄芪：甘，微温。有益气固表、敛汗固脱、利水消肿的功效。它可以促进组织（尤其是血管）的蠕动。很多人认为黄芪“补气”，于是经常拿来泡茶。但黄芪“补气”的功效真的是直接“补气”进去吗？当然不是，它是通过调整身体机能，使人体自动生成精气。这样讲可能有些难理解，换个角度就好了。比如我们临床上常用的补血药，如当归、熟地黄、白芍、阿胶、何首乌、龙眼肉等，它们真的可以直接“补血”进去吗？当然不能，至少目前的医学环境，除了输血，服用任何药物都不能直接补充血容量。

白术：甘苦，温。有健脾益气、燥湿利水、止汗、安胎的功效。生白术偏润，炒白术偏燥湿。白术为什么可以燥湿利水？因为现代药理研究发现，白术可以促进平滑肌的蠕动，而我们人体的血脂、痰湿、瘀血，很大一部分都粘连在平滑肌上。这时，我们可以用大量（用量在15克以上）的白术，祛死肌，促进循环。

我们通常认为，玉屏风散功用：益气固表止汗，主治：表虚自汗。汗出恶风，面色㿠白，舌淡苔薄白，脉浮虚。也治虚人腠理不密。既然这个方子以“屏风”来比拟，可见此方防范“虚邪贼风”之力不容小觑。正如罗美《古今名医方论》云：“邪之所凑，其气必虚。故治风者，不患无以驱之，而患无以御之；不畏风之不去，而畏风之复来。何则？发散太过，玄府不闭故也。昧者不知托里固表之法，遍试风药以驱之，去者自去，来者自来。邪气留连，终无解期矣。防风遍行周身，称治风之仙药，上清头面七窍，内除骨节疼痹，外解四肢挛急，为风药中之润剂，治风独取此味，任重功专矣。然卫气者，所以温分肉而充皮肤，肥腠理而司开阖，惟黄芪能补三焦而实卫，为玄府御风之关键，且无汗能发，有汗能止，功同桂枝，故又能除头目风热，大风癞疾，肠风下血，妇人子脏风，是补剂中之风药也。所以防风得黄芪，其功愈大耳。白术健脾胃，温分肉，培土即以宁风也。夫以防风之善驱风，得黄芪以固表，则外有所卫；得白术以固里，则内有所据。风邪去而不复来。此欲散风邪者，当根据如屏，珍如玉也。其自汗不止者，亦以微邪在表，皮毛肌肉之不固耳。"

这段话的意思是，治疗表虚自汗证，重在"实卫"，卫气实，则司玄府开阖正常。玄府是什么呢？玄府就是我们的毛孔。玄府开阖正常，则汗液排泄正常。也就是说，玉屏风散作用于"皮部"以实卫，卫气实，则自汗止。

师徒问答

（一）

徒：小儿7岁，一吃饭头部像水洗一样，汗很多，味淡。请问吃玉屏风散行吗？剂量怎样控制？

师：只有头部出汗是吗？其余部位不会吗？

徒：头部明显，上身有点，下半身很少。

师：平时运动后会气喘吗？小朋友平时体质如何？是否容易感冒？

徒：会，吃得很多，胃口很好，喜欢吃肉，容易感冒。

师：大小便和睡眠如何？

徒：看起来很壮，但是容易感冒，大小便正常，晚上睡眠可以，但是中午不睡，下午6点困，眼睛有过敏性结膜炎，很容易又红又肿，眼屎很多。

师：会口臭吗？

徒：偶尔有。这几天下午6点睡觉容易惊醒。

师：只是最近容易惊醒？以前不会吗？

徒：是的，就这几天。

师：那建议您带小孩子来把个脉。

（二）

徒：大的，男，6岁，不热，一睡觉就头出汗，水珠样的，大人都说是身子虚才会这样；小的，女孩，4岁，也是头部出汗，运动时有点喘，早上晨起有口气！师姐这都是皮部吗？

师：陈师姐，睡觉出汗，醒来不出汗吗？

徒：不会，小的经常性早上起床都是头发湿的，然后带喘，咳几声。

师：你回想一下，你的宝宝最近几天是否有受过惊吓或者刺激？这种情况有多久了；陈师姐有带他调理过吗？

徒：小的就是经常性支气管咳嗽。这几天有吃氨基酸口服液，头出汗有好点。

师：盗汗只是他的一个症状。建议你带他找这位中医调理，或是您带孩子来当场看一下。

徒：好的。

心痒难搔

其实皮肤病不外干和湿。我的右脚前几年，收割水稻时被镰刀割了一刀，一直有点痒。后来用皮部汤泡脚，泡得很痒。忍不住去挠，挠破后感染了。这两天我把鼻咽散用菜油调了敷在感染的地方，敷上去后特别痒，西医说是皮肤和黏膜受了刺激，分泌组织胺，痒了挠，越挠组织胺分泌得越多。所以，痒—挠就这样开始了恶性循环。这是西医的看法。

中医说诸痛痒疮，皆属于心。这个心，其实是神经的问题，神经不被营养。为什么我们玩雪球后，一烤火就痒？因为开始冰冻后，气血循环差，神经是缺少气血营养的。一烤，血管扩张，气血循环加速，就会去修复冻伤的地方。有些人突然莫名的烦躁，很有可能是内脏哪个地方气血循环不通畅，吃药、扎针后，气血开始冲击。开始冲击就会烦，所以皮肤也是。痒，也是身体想修复，很多伤口在结痂的时候，都会痒。你说痒，老一辈会说在长口子。所以，西药止痒药，只能是在痒得影响睡眠、影响心神的时候吃。因为止痒，就是阻止修复。那些胃溃疡的病人，一定要提前说，吃完药，可能会痛，会烦躁。烦躁其实就是里面痒，也叫嘈杂。有修复就会痒。所以病人心烦气躁，确实难免。不管是干或者湿，最后都会导致燥。因为津亏就会燥。水湿饮再重，都会燥。就像锅里装满水，灶里不烧火，锅盖也永远是干的。

师徒问答

徒：我敷那个乳腺贴超级痒，贴肚脐贴也是很痒，也是因为这个原因吗？

师：没过敏的话，就是修复。

徒：今天吃药流产了没有清宫，出血有点多，明天可以吃中药调吗？

师：试试看吧，药物流产估计还是得清宫。

徒：怎么处理这个水饮问题。

师：水饮问题是个大问题了，不是一两句话可以说清楚的。

徒：剖腹产的疤痒时用艾灸就不痒了，也是这个道理吗？

师：用艾灸会痒吧，怎么不痒了。

徒：灸的时候痒，灸完了就不痒了。灸了十多次，现在一直没痒过了。疤痕也不像蚯蚓样了，平了。

徒：外阴痒也是因为干和湿吗？

师：不离干和湿。

徒：很早的时候被开水烫伤了手臂，过了好多年，伤疤里面奇痒无比，也是因为干和湿吗？

师：是的。

徒：要想止痒，就得帮助人体修复？而如何帮助人体修复就得具体问题具体分析了？

师：是的。

瞑眩反应与皮部汤

瞑眩反应非常复杂，我讲“痒”的时候讲了一部分，讲“洗池塘理论”也讲了一部分。瞑眩反应，第一个很难判断准确，第二个，反应太大，病人很难相信。今天要讲的瞑眩反应，可能不是瞑眩反应，而是一种催眠。很多人突然烦躁不舒服，也是一种情景催眠。

我有一个病人，有一天晚上凌晨两点，听到有人开她的门。因为门太结实，结果没被打开。但，以后很长一段时间里每到凌晨两点，她就会自动醒来，我在广州有一个病人，很爱她男朋友，结果有一天她看到她男朋友搂着其他的女孩子，那时候正是木棉花满天飞的时候，然后每年都头晕。我仔细询问，才知道她头晕的时候，就是木棉花飘落的时间。说明什么呢？有些人突然莫名的不舒服，也是正在经历当年经历伤痛时的情景。比如，音乐、话语、音调、动作，都有可能会激发当年的痛楚。

皮部升降出入方的完整方如下：

泡脚量：

生山楂 4 克	狼毒 3 克	苍术 3 克
天冬 3 克	麦冬 3 克	生石膏 4 克
土茯苓 3 克	金银花 3 克	丝瓜络 3 克
浮萍 3 克	生姜 3 克	玄参 3 克
苦参 3 克	细辛 3 克	枯矾 3 克
虎杖 5 克	金刚藤 3 克	麻黄 3 克

五加皮 4 克	生薏苡仁 4 克	瓜蒂 3 克
桑白皮 4 克	骨碎补 4 克	姜黄 4 克
杠板归 4 克	油松节 3 克	葛根 4 克
威灵仙 4 克	虎耳草 4 克	露蜂房 2 克
穿破石根 4 克	白英 4 克	杜仲 5 克
干姜 5 克	香樟树皮 4 克	金钱草 5 克
积雪草 5 克		

泡澡量：上方 ×10 倍

师徒问答

师：还有哪几味药没讲？

徒：杜仲和干姜各 5 克。

师：看一下书，有哪几味药没讲？杜仲，可以祛皮下湿浊，太阳金水，经过背部膀胱经入肾。所以，杜仲可以补肾。干姜，可以促进微循环通畅。

徒：虎耳草、白英呢？

师：干姜和生石膏，可以促进溃疡修复。虎耳草，消除血管炎症，促进血管修复。白英，散血液凝结，修复血管。还有吗？

徒：其他的都分散讲了。

师：好的，可以提问了。

徒：金银花呢，老师？

师：金银花，清热解毒，消除血管炎症，利水。还有问题吗？

徒：昨天我一个病人的小孩子，三岁半，过敏性咳嗽很严重，用了三副泡澡，一晚上竟然没有再咳嗽一声，感谢王老师的皮部升降出入沐浴汤。

徒：老师，想请教一下鱼腥草的妙用？

师：鱼腥草，消炎解毒，化痰。姜黄，化浊痰。露蜂房，解毒杀虫，散痰结死血。

附：皮部汤完整方解

1．山楂：除皮里膜外之痰。

2．狼毒：除全身顽痰。

3．苍术：开表排湿气。

4~5．天冬、麦冬：润皮里膜外燥结的痰，还可以修复毛细血管。

6．生石膏：解表、清郁热。

7．土茯苓：清热解毒，排湿气。

8~9．金银花、丝瓜络：是个药对，可以排水汽，又可抗过敏；金银花，清热解毒，消除血管炎症。

10~11. 浮萍、生姜：解表，透毒。

12~13. 玄参、苦参：解毒，散结，杀虫。

14. 细辛：通络，缓解寒凝。

15. 枯矾：祛顽痰，排脓，生肌肉。

16. 虎杖：是采药的时候发现的。虎杖，可以通大便，清热解毒，调节免疫力，提高与抑制一体，阻止细胞增生，也是我现在研究癌症的主药，修复血管内皮细胞。

17. 麻黄：开毛窍，让毒素可以外排。

18~19. 五加皮、生薏苡仁：祛湿浊，松开肌肉板结粘连。

20. 杠板归：民间用它和猪大肠一起煮，治疗痔疮。所以，它是修复血管曲张的妙药。

21. 瓜蒂：它是涌吐药。塞鼻子可治疗黄疸，是化三焦粘痰的妙药。

22. 油松节：可以给细胞组织提供氧气。

23~24. 葛根、威灵仙：是我的药对；用来化肌肉间的粘痰、浊物。

25. 金刚藤：消炎，修复血管。

26. 骨碎补：修复细胞。

27. 桑白皮：透皮下水汽，清皮下郁热。

28. 杜仲：可以祛皮下湿浊，太阳经水，经过背部膀胱经入肾。所以，杜仲可以补肾。

29. 干姜：可以促进微循环通畅，干姜和生石膏，打粉，可以促进溃疡修复。

30. 虎耳草：消除血管炎症，促进血管修复。

31. 白英：散血液凝结，修复血管。

32. 姜黄：化痰浊为金土，化浊痰。

33. 露蜂房：解毒杀虫，散痰结死血。

34. 穿破石根：金黄色，穿行于土下浅层，善化皮部和肌肉里的顽痰！

良性肿块的治疗

我们今天只讨论良性肿块。有一个问题值得深思：为何用脏腑辨证可以治病，用温病的方法也能治杂病，用六经辨证也可以治杂病，用五行生克化也能治杂病？甚至我就根据脉法，对脉治疗也能治杂病，甚至我用催眠的方法也治好许多病？

这几天闭关啃书，吴雄志老师的《神形气》给我很大启发。功能性的病，好像很容易治好。但到了形，比如肿块、癌症、慢性哮喘，都不太好治。我曾经说过，刚毕业的中医学子治愈率最高。为什么呢？我思考过很多，也问过许多人。我刚毕业就用经方。据我中医院的老同事说，那时候开的药，简单又便宜。他们的意思是我慢慢地有名气了，现在开药又贵又复杂了，哈哈。我想难道是我越学越复杂了？后来想不是，也不是为了卖药。如果为了卖药，我没必要来正安，那么多医馆想聘请我，就因为正安中药不给提成，我才选择的正安。吴雄志老师的话让我恍然大悟，刚毕业没名气，找我看的都是一些功能性的疾病。后来名气慢慢大了，找我看的都是形病和神病，而良性肿块是形病的一种。

我有个肝癌的病人，听催眠词。他说看到癌块里满满的都是憋屈，他说这些年来，自己到底是怎么活过来的？他说以前根本不叫活着，顶多叫行尸走肉，再给他一次机会，他什么都不会计较。这就是神影响形，形呢，又会去影响神。我曾经有个病人，腹主动脉旁边长个肿块，医院不敢开刀，没办法，死马当活马医。我当时根本没信心，就按照思路配穴，当时扎了三针。他回去拉了二十几次，后来肿块几乎没了，肿块一小赶紧去开刀了。我后来很想记起当时的穴位，可惜当时的心态就是安慰他，所以没做任何记录。但是（病人的肿块）肯定不是真正的肿块，很有可能只是肠道里面的积滞，或者有肿块但不大，肿块阻塞通路导致了积滞，而我排出的只是积滞。吹糠见米，后面才是真正的肿块，这就有问题了。很多同道包括我以前也是这么认为的，觉得治个囊肿啊肿块啊，开始很快缩小，拍一下前后两个 B 超单，发个朋友圈晒一晒：看爷多厉害，半个月或者一个月，缩小几分之几！好啦，牛吹出去了，病人也乐呵呵地竖大拇指了，到了后面就治不动了。后来又开始找病人的原因，是不是没听医嘱？是不是生气啦？是不是熬夜啦？当然这些病人的因素很普遍。但大家想过一个问题没有，病人没找你之前，也还活着啊。要按你这种理论，病人没接受你治疗和教育前，是不是生活习惯会更不好？那是不是肿块就大到不行了呢？

我后来不断反思，得出结论：这些因素，无法避免。连我自己还忍不住抽烟喝酒，吃个冰棒呢。不好的生活习惯对治疗有影响吗？绝对有影响！但影响力顶多就是马路的摩擦力增大一些而已，车子的方向还是往前走的，不至于停滞不前。那是不是肿块就应该大到不行？除非生活习惯非常不靠谱，比如连续熬夜、暴饮暴食之类。

我记得我大学的时候做痔疮手术，医院的营养餐我闻到就想吐，人很烦躁。后来跟兄弟溜下去搞了碗糖醋排骨，就吃了一小块，瞬间心情愉快，看病房都顺眼了。所以中医忌口不能不忌，但不能忌太死，欲望得不到安抚，神更乱，影响治愈！不是每个人都已经超凡入圣了。很多中医，包括以前的我，只要病人稍微没听话，就很生气，觉得跟这个病人没有缘分。其实这是一种强权，一种自大，一种控制欲。我以前吃素，真的是一边吞着口水，一边夹着素菜，心里一点都不平静安详。那些缘分来了的师兄，一吃肉就反胃。

情绪上大的打击，比如天灾人祸、老公出轨、被人骗了几十万。遇到这种情况，让病人淡定，也是有点扯，即使落大夫自己头上，估计也得崩溃好久。就像西医说的，那种重大打击的当时能安慰，过去都需要时间。换了大夫自己，如果伴侣出轨，躺在旁边也要纠结是否离婚，自己情绪也得失控。有句话叫眼不见心不烦，怕只怕还得天天见，每天挠一下伤口。讲这么多废话，什么意思呢？就是要三七分来看事情：三分病人，七分医生。这样医术才容易进步。当然，那种连续熬夜、暴饮暴食、醉酒的、作死的病人，我们也是没有办法的。

为什么肿块治到后面治不动了呢？第一，像我刚才说的，人家的肿块就像一块石头，你只是把外面松脆的一层扒拉掉了，比如肿块周围继发的炎性包块，核心的硬块在里面呢！你就迫不及待地吹牛。第二，本来是一个液性包块，你温阳活血一通，变小了，但变硬了，像一个馒头，被你捏小了，但却更硬了。第三，我在“中医真的治本吗”里面讲过“洗池塘理论”。一洗，全池塘的污泥都松动了，再次进入血液循环，你要治的肿块是变小一点了，但其他地方堵死了。你还觉得自己真牛，结果病人过几天病得更重了，或者新病出来了。第四，治疗过程要耐心地等待，等着肿块越来越小，最后消失。治病不要逼医生，特别是病人不多的医生，为了留住病人，会猛攻。病人多的医生还好一点，不缺病人。猛攻就会乱了方寸，就会出现第一、二、三点。

师徒问答

（一）

徒：乳腺结节算是肿块吗？西医就是切除检验良性或恶性，那中医怎么能判定良性还是恶性之说？

师：对不起，我暂时还判断不出来良性、恶性。

徒：那听你这么讲肿块，现在泡脚有用吗？

师：有用，但还得结合医生治疗。

徒：那一般硬块肿块治疗到一个阶段不见好转是卡在顽固区吗？

师：您根本没听课。有时候肿块缩小得快不一定是好事。因为这个地方有肿块，其他地方肯定也有问题，只是这里最先表达出来。

徒：会不会出现像你说的把池塘搅混了，其他地方堵住了？

师：有那种可能。所以医生的手眼要非常老到，非常有耐心，要能沉得住气。有时候病人心急，我宁愿不治。一个肿块，在西医里是局部战役，在中医里是整体战役，是全国大扫除。

（二）

徒：老师您说雌激素出了问题影响全身，那我41岁时闭经了，应该怎么调理身体？

师：这个得把脉。

徒：当年我父亲得了肠癌，我一紧张第二个月就一下没了月经，到现在已经过去5年了，还能调理吗？

师：多听中枢催眠词。

徒：老师，女性妇科问题是否多数和情绪心态有关呢？

师：确实。

徒：一般肿块在饮食方面要注意什么？

师：什么病都要以素食为主，其他的想吃都可以尝尝。

徒：肿瘤切掉旁边变硬是不是旁边血管切掉的原因？

师：粘连了。

徒：也是要多泡澡吗？

师：泡脚吧。

（三）

徒：肿瘤患者鸡蛋能多吃吗？

师：什么都不能多吃。

徒：一天一个呢，可以吧？

师：健康人，我也只建议一周两到三个。

徒：素食的话是不是也提倡少盐少油呢？

师：是的。前提要可口了，不要淡的吃都不想吃。

徒：亮师，我牙正疼，有解救的方法没有？

师：有口腔散啊。

徒：口腔散可以单独用，不一定配合美牙散吧？

师：不用。

徒：小朋友经常口腔溃疡也可以用口腔散吗？

师：可以的。口腔散漱口，小孩子别吃下去。

下法

下法，常用桃核承气汤、抵挡丸、抵挡汤。最近研究《金匮要略》，真是觉得下法大有可为。我们的肠道是很长很长的，所以肠道皱褶会藏有许多痰浊，痰浊堆积多了，肠道的重量自然就会加重，肠道变重之后呢，自然就会下坠；肠道下坠之后，会压迫膀胱、子宫，膀胱、子宫自然就开始下垂了；往下又会牵扯肝、胃，肝、胃自然也会下垂。讲到这里，许多人会反对了，说如果去做检查，结果没有多少人下垂啊？你们要知道检查是要有数据的，没达到数据值，西医都说没有下垂，我们要治疗未病，就是在微处着眼，肠道下坠后，慢慢地，蠕动就会变慢，肠道那么长，里面的血管自然就很长，所以如果肠道不好，那么一定会影响一身的气血循环。自然，桃核承气汤、抵挡汤、抵挡丸，用小剂量，既不会伤身体，又是应世之法门，还有防己椒目葶苈大黄汤。所以说，单纯的补中益气汤，是很难治好胃下垂的，因为是肠道下坠牵扯的，肠道一排干净，再用补中益气汤，效果就大好了，身体弱的，可以攻补兼施。攻几天，补几天。

师徒问答

徒：都已经下垂了，再攻它，不会更加下垂吗？这时，怎么用药，才能抵过攻下的影响，反而让它得到提升呢？

师：您没听课吗？

徒：怎么知道已经攻下或够不够，还需不需要再攻下？

师：我扯着你，我不松手，你上得去吗？

徒：一直在听。

师：一般情况，肠道干净了，脸上的斑会消失，皮肤会有光泽。

徒：师父，在什么指征下可以用？除了已经胃下垂了。

师：腹部板结胀满、性功能下降、妇科疾病，都可以用，其他人还有问题吗？

徒：治疗痔疮是不是特别有效呢？

师：是的！

皮肤卫士——防风通圣丸

防风通圣丸组成

防风、荆芥穗、薄荷、麻黄、大黄、芒硝、栀子、滑石、桔梗、石

膏、川芎、当归、白芍、黄芩、连翘、甘草、白术

这是我那晚去龙老师那儿学习后，静坐时内观出来的。防风通圣丸，现在已经做成了丸药，这是一个非常完善的方子。这个方子配合大黄䗪虫丸，可以治疗子宫肌瘤、皮肤过敏、湿疹等很多疑难杂症。

川芎、大黄、连翘是我的一个秘方，所有红肿热痛，打成粉，一半白醋一半白酒，调敷，今天扭伤，敷一晚，明天就好了；防风、薄荷、麻黄、桔梗、荆芥穗，属于风药，风药我以前讲过，解痉，微辛微润，疏通末梢微循环；栀子、桔梗、黄芩、连翘，宣透郁热；麻黄、石膏，解表郁，解全身郁热；白芍、炙甘草、当归，养阴，解痉；白术、滑石，健脾利湿。

大时代法门

现代人外面吹着空调，身体里面又燥热，我看到广州好多人一边吃火锅、喝冰啤，一边吹空调。导致这种情况出现，还有一个很大的因素，就是现在的人大多心情郁结，郁结则生内热。外寒和郁结，都容易导致微血管和淋巴管痉挛。风药，还能解郁结，防风通圣丸配合大黄䗪虫丸一起吃，如果有胃寒的，可以配合喝点生姜红糖水，皮肤光滑，心情愉快，黑斑祛无踪哦。

师徒问答

（一）

徒：先生，请教您，可以用大黄䗪虫丸和防风通圣丸一起来治疗白癜风吗？

师：可以，但要配合外用药，继圣堂有。

徒：老师，上次您说看我手掌有萎缩性胃炎，总是有灼热感和胀闷感，可以吃吗？

师：可以的。

徒：气血不足和脾虚的人可以吃吗？

师：可以，配合理中丸或者生姜红糖水。

徒：请问防风通圣丸的服用方法和用量与大黄䗪虫丸一样吗？

师：是的。

徒：患者女，42岁，有子宫肌瘤，现在子宫内膜小于11mm，也不来例假，请问可以吃这个药吗？吃了会不会有一直流血的过程？

师：可以吃，先吃三个月。

徒：老师，请问我妈妈脚莫名其妙的肿痛，一个地方好了，另外的地方又肿痛了，这是痛风吗？可以吃防风通圣丸和大黄䗪虫丸吗？（以前尿酸有点高，现在正常了，本身是易结石体质。）

师：可以，配合新皮部汤泡脚。

徒：请问，女性，体型很瘦，手足心热，可以吃吗？吃多久呢？

师：可以吃，先吃三个月。

（二）

徒：患者女，54岁，已绝经，多发子宫肌瘤，经常口腔溃疡，易怒，汗多，能吃吗？

师：可以吃。

徒：还要请教先生一个问题，您在解释方剂的时候，是把几味中药放在一起解释的，这个类似于药对吗？临床上遇见类似情况，就像这个样子使用药对吗？比如健脾利湿用白术和滑石。

师：可以的。

徒：老师，用皮部汤泡脚的同时能吃您说的丸药吗？

师：可以的。

徒：老师，如果大黄䗪虫丸和防风通圣丸不用成药，喝汤药可以吗？

师：成药好，更缓和。

徒：您提到的可以治疗扭伤和红肿热痛的秘方，川芎、大黄、连翘，打粉，用一半白酒和一半醋调敷，上面3味中药的剂量或者比例是多少？白酒有度数要求吗？醋是使用白醋还是陈醋呢？

师：三味药按1:1:1的比例调和，用高度数的白酒和白醋。（三味药的用量视扭伤程度和红肿热痛程度而定。）

腺颈理论（一）

腺颈理论，以前零零散散地讲过，最近形成了一个系统的理论。至于他们之间的联系和互相作用，无非三点：一、神经；二、激素；三、我们讲的变形记。一和二也就是神经内分泌，就像中央领导着全国，全国又反过来影响中央。

虽然零零散散，但书上有很多甲状腺影响性腺的结论。很多雄激素高的病人，都同时有高胰岛素血症，所以我现在治疗比较严重的妇科病，都会同时调理甲状腺和肠道。我以前讲糖尿病的时候讲过，糖尿病的形成，一种是胰岛素不足导致的，这种情况要调理小肠，特别是十二指肠；另一种是胰岛素抵抗导致的，要修复血管炎症，补充血容量，促进血液循环。

颈椎

颈椎反复讲过了，全身都要受大脑控制，而全身与大脑的连接要通过颈椎。现在的病为啥难治，跟现在的人整天揣着手机有关。颈椎错位以及颈椎肌肉粘连板结，神经、血管、淋巴管都被卡压，神经传导失常，激素通过血液循环也失常，全身都会出问题。同样，全身的问题，也不能通过神经和血液回脑的激素来反馈。虽然很多检查提示甲状腺和卵巢还在正常范围，但临床表现是失常的，所以我们不要被检查指标束缚。甲状腺和卵巢一起调理，很多妇科病会迎刃而解。现在月经正常的人几乎没有，这都是妇科炎症和卵巢储备功能低下的表现。

变形记

柴松岩先生有三个很著名的理论：肾之三最，二阳致病，补肺启肾。她发现很多便秘的人，妇科也不好，其实这个之前我也讲过，不仅仅是便秘，只要肠道有炎症，就会导致整个盆腔发炎，同时妇科炎症也会导致肠道发炎，炎症互相浸润。补肺，仅仅补就行吗？肠道不干净，肺与大肠相表里，肠道不好，肺好不了。

颈椎不好，会导致膈肌痉挛板结，肺是不能主动扩张收缩的，要靠肋间肌和膈肌的挤压，颈椎不好，膈肌、肋间肌就会紊乱，肺功能自然下降。所以为什么拔易罐要拔腋下和胸肌，这其实是变形记的原理，我们反复讲过了，一个点变形，会导致全身的变形。一个是肌肉筋膜的牵扯，一个是机体为了保持动态平衡，只有一直变形下去，机体才能保持相对平衡，相对稳态。在无法挽回之前，我们的身体就会一直想办法修复和保持平衡，所以我们的一生就是变形记的一生。

腺颈如环

现在身体最容易出问题的部位就是颈椎、肠道、卵巢和甲状腺。颈椎不用说了，玩手机、平板电脑；肠道：暴饮暴食，饮食不规律，颈椎坏了也容易导致肠道蠕动节律异常；卵巢：盆腔炎、颈椎坏了导致下丘脑垂体出问题，肠道不好容易导致胰岛素异常、甲状腺异常，以上这些都容易导致卵巢出问题。甲状腺：压力大（现在有几个人不忧虑明天和家庭幸福的），还有慢性咽炎，颈椎肌肉板结等原因，都会引起甲状腺异常。所以腺颈理论是个回环，不是单独的点。

腺颈理论（二）

上课前，先推荐两本书：《家传妇科习医记——柴松岩祖孙俩门诊实录》和《海派中医内科——丁甘仁流派系列丛书》。最近因为李老的因缘，得以有缘学习正宗孟河马培之先生一派的学术，让我对腺颈理论有了更深的体会。每一个腺体都会导致全身的问题（这个知识点大家可以百度搜索）。任何一个腺体出问题，最后都是全身性的紊乱。甲状腺是应激腺，就是人当时的恐惧、愤怒、压力、抑郁等都由甲状腺来承受。如果常年处于不好的情绪状态下，甲状腺就会出问题。

现在甲状腺结节是高发病，时间长了就会影响肾上腺的功能。肾上腺素的一般作用是增强心脏收缩力，扩张心脏、肝脏和筋骨的血管以及缩小皮肤、黏膜的血管缩小。在药物上，肾上腺素在心脏停止时用来刺激心脏，或是哮喘时扩张气管。肾上腺素能使心肌收缩力加强、兴奋性增高，传导加速，心输出量增多。对全身各部分血管的作用，不仅有作用强弱的不同，而且还有收缩或舒张的不同。对皮肤、黏膜和内脏（如肾脏）的血管呈现收缩作用；对冠状动脉和骨骼肌血管呈现扩张作用等。由于它能直接作用于冠状血管引起血管扩张，改善心脏供血，因此是一种作用快而强的强心药。肾上腺素还可松弛支气管平滑肌及解除支气管平滑肌痉挛。利用其兴奋心脏收缩血管及松弛支气管平滑肌等作用，可以缓解心跳微弱、血压下降、呼吸困难等症状。

去甲肾上腺素是一种血管收缩药和正性肌力药。药物作用后心排血量可以增高，也可以降低，其结果取决于血管阻力大小、左心功能的好坏和各种反射的强弱，例如颈动脉压力感受器的反射。去甲肾上腺素经常会造成肾血管和肠系膜血管收缩。严重低血压（收缩压 <70mmHg）和周围血管低阻力是其应用的适应症，其应用的相对适应症是低血容量。应该注意该药可以造成心肌需氧量增加，所以对于缺血性心脏病患者应谨慎应用。去甲肾上腺素渗漏可以造成缺血性坏死和浅表组织的脱落。由此，肾上腺调节心血管的作用可见一斑，所以从这里就可以看出，心肾相交为什么那么重要。

刚说了，负面情绪时间长了，甲状腺扛不住了，就要交给肾上腺来扛了。破坏肾上腺的，不仅仅是常年的负面情绪，还有辛辣刺激食物、咖啡、茶叶、熬夜、性生活（手淫）过度和流产。有一个张太溪的针刺流派，我的理解就是在调整肾上腺的亢奋和抑制，调整卵巢的震动频率，可以治愈许多病。同样地，调整肾上腺的震动频率，也可以治疗许多病。

根据腺颈理论，无论从哪一个点入手，都能成为临床高手。肾上腺功能减退症状：一、皮肤色素沉着，虚弱无力，食欲减退，消瘦，低血压，直立性晕厥，心脏缩小，女性腋毛和阴毛稀少或脱落；二、结核者可有低热、盗汗、肺部和肾上腺钙化的影像；三、在应激状态（外伤、感染等）或突然中断激素替代治疗，可诱发肾上腺危象，会出现恶心、呕吐、晕厥、休克、昏迷。

其实肾上腺功能亢进有两个原因：第一个是全身突发变化，肾上腺必须加班加点，勉力支撑，短期还好，时间长了就扛不住了；第二个是肾上腺功能下降，勉力代偿支撑，比如肾外伤、肾感染。张师（不是张太溪）理论：只要没有外感，主要从肾入手治疗，效果很好。

师徒问答

徒：非常感恩老师的分享。那么临床处理问题时，基本上可以重点考察以上几个因素来处理吧？如果涉及中医辨证的话，是不是会更加复杂，要考虑的因素也会更多？

师：这个回环要处理，但也要辨证处理。

徒：那这个环中这么多的点，在临床上应该从哪点抓呢？

师：任何一个点，都会引起全身转动，但每个点又需要互相配合，就像战争，每个局部战争都是独立的，但又需要全国甚至全世界战场的配合。

徒：那在临床上，如果碰到复杂问题的话，有没有说分步骤处理呢？

师：颈椎、肠道，性腺、甲状腺，肾上腺。

徒：颈椎变形具体有什么好的方法吗？

师：拔易罐、转螺旋圈，少用手机、平板电脑，注意行住坐卧的姿势。

徒：这个颈腺理论中间是肠胃，也就是说大部分病都可以从肠胃着手来调节整个循环？

师：是的。

徒：老师，我拔易罐颈肩拔出了红紫色，肚子上拔了几次都没颜色，这是怎么回事？

师：肩颈有郁热，肚子微循环差。

徒：老师，卵巢修复膏（散）的作用和腺颈理论是同一个道理吗？

师：卵巢修复膏（散）是在腺颈理论指导下研发的。

徒：老师，那我可以认为卵巢在修复的过程中，肠胃同时也在修复吗？

师：我刚说了，任何一个点都会转动全身。腺颈理论大家好好琢磨吧。

徒：请问亮师怎么调理肾上腺功能减退？

师：调理肾上腺功能减退有三种：虚性亢奋、抑制、代偿。

徒：是要把脉才能知道是哪种肾上腺功能减退吗？

师：是的。

第五章

中医与催眠

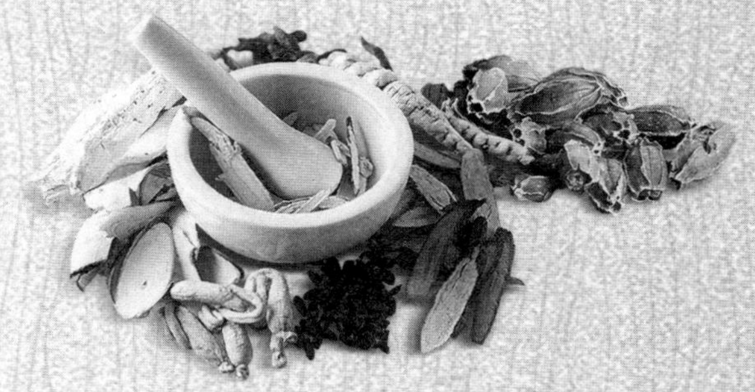

如何学中医

学中医，自古有两条路。一条从难到易，从经典开始学习到后世名家医书时方；另一条从易到难，从汤头一类方书开始学习到经典的学习。这两条路都是明医辈出，没有高下之分。我自己学中医呢，走了很多的弯路：今天一个大咖说医易同源，我就一头扎在了易经里；明天一个大咖说秀才学医，如笼中抓鸡，我就一头扎进了古文化里。哪里听说有治病厉害的中医，我不吃不喝也要找个空子跑过去拜访，花了很多的钱，自己也日渐形销骨立，前两年认识我的人，都说我很猥琐。

曾经把自己关在家里看《释迦牟尼佛传》，里面有一句台词，我非常有感触——“太过的修行如同太过的奢侈”，我身边有许多像我这样的人，除了会啃书外，几乎等同于一个废物。结婚的时候就想找一个能为自己牺牲、成全自己医道的女人，我让我的女徒弟，以后千万不要嫁给这样的男人。说好听了，是志向高远，说不好听其实就是自私。所以，学中医要保持好的心态，不急不贪求，既要勤奋努力，也要有生活，要善于从生活细节里去观察去探求。

这几年，各种培训班此起彼伏。我身边许多人，包括我以前也是，喜欢参加各种培训班。去之前，都觉得自己学成回来，肯定会疗效大增，名震一方。学完回来，除了开始两天看病得心应手，回头想想好像以前什么疗效，现在也还差不多是什么疗效。这就是为什么我的针法都免费公布，因为我也吃过这种苦，还有那些用不出效果的朋友，如果花了钱跟我学，到时会戳我脊梁骨。见了很多大咖，说起理论来那些大咖滔滔不绝，就是自己临床疗效不行。我经常挂在嘴边的一句话就是：任你扎针、按摩，还是刮痧，内科功底不行，就不可能成为一顶一的高手。因为你一直都只是在模仿。我今天要说一句很狂妄的话，如果大家不服气，我也不跟你做口舌之争，我们就用临床说话。这么些年以来，我也算是走南闯北了，有中医高手，但没有中医界宣传的那种高手。

我曾经也以为自己很牛，结果被一个个疾病无情地扇了耳光。每个大夫，一辈子都有几个经典医案，经典在哪里呢？可能就是大夫走了运，碰到了，也有可能只是大夫一时灵感大爆发。我们现在在媒体上看到的所有医案，我可以负责任地说，几乎都是典型医案，我发出来的也是。我曾经想过多发失败案例，后来放弃了。一是因为太多了，二是因为自己都不知道为什么治不好，发出来没有什么意义。唯一的意义就是，大家会夸赞一句：王买亮是个老实人。所以如果要参加培训班，我建议等自己有一定的功力了再去。因为只有自己有功力了，你才能吸收到自己需要的东西；只有自己有功力了，才能辨别这个班的含金量，而不至于浪费钱。净空法师以前跟李炳南先生学习的时候，李炳南先生要求他十年内只能学他的东西，十年以后才能出去参学，就是这么个道理！

大家都知道我看书看得很杂，回头一想，有用吗？有用，但没有达到我的期望。今年重回经典，《伤寒论》《金匮要略》《温病条辨》《黄帝内经》和《本经疏证》，有些人根器好，就看原文。我不行，就像没菜我吃不下饭一样，我喜欢看注解。在而立之年后，我对于学习中医找到了一些门径，那就是中西医汇通。《生理学》《生理病理学》《病理学》和《解剖学》，对照着中医经典来看。这些不是西医的特权，这是我们人体本来就有的东西，只是西医研究得更细致，更微观。曾经我很排斥这些西医的东西，病好了，也在阴阳五行里绕不出来，病没治好也在阴阳五行里绕不出来。对一个病，认识得非常模糊，进步缓慢。《生理学》《生理病理学》《病理学》和《解剖学》，这些精微的知识，融合我们中医的整体思维，很多时候对一个疾病的转归，一个方子的病机，会看得非常精准。

师徒问答

徒：我在看《伤寒论》原文，如天书般难懂，能推荐注解书吗？还有关于脉学的书。

师：《伤寒论》的注解书，我推荐入门的时候看台湾张步桃先生和大陆吴雄志老师的书。脉学方面可以看看齐向华老师的书。

徒：请问下古代的中医都没有这些解剖生理学知识，那是不是可以说他们的治疗效果都不如今天的医生治疗效果好呢？

师：第一，我不在古代；第二，如果中医疗效很神的话，就不会被西医打得落花流水了；第三，中医的脉络可能真的失传了。我查王清任先生的一些文章时，发现他当时跑去坟场解剖尸体，创立了他自己的理论体系。在他那个时代，好像疗效高过一般大夫。

徒：关于西医生理病理学的内容，可不可以列个书单？

师：《生理学》《生理病理学》《病理学》和《解剖学》，这些就是书名。如果大家余力足，建议大家，《神经病学》和《神经免疫病学》都要去看。

徒：老师，关于背诵经典，我看过有的人把经典背得滚瓜烂熟，但临床疗效照样不好，那么经典还该背吗？《黄帝内经》全部背下来要一年多，这样背下去是一种弯路呢，还是厚积薄发？我的老师曾经也背过经典，但他说似乎有用又没用。

师：背经典肯定有用！因为你可能忘了具体的条文，但心里肯定有印记。有时候一件事，一滴落水，一朵落花，别人一句话，就给了你灵感，你就会赶紧翻书，恍然大悟：哦，原来是这么个意思。印记都没有，翻书都不知道翻哪本。

徒：我们目前大多是处于低级的水平，往后是否可以把背诵过的经典更好地用上？担心用不上或不知道如何去运用。

师：绝对能用得上！我今年拜的师父，不用伤寒方，但每天都读伤寒。大家记住了，天底下没有神医，我们也不可能成为神医，我们唯一可以做的，就是每天进步一点点！

徒：老师，古代的中医望诊如神，譬如仲景先师的“四十当眉落”，在今天还有可能达到吗？

师：关于这个问题，我不好去评价，只能说客观地去认识。首先，流传下来的也就这么一个典故。还有我们现在很多专科大夫，也能看出很多的病情预后。从《思考中医》来看，李阳波先生望诊也很神，好像也没听说他的哪个徒弟学会了的。

催眠是什么（赖瑞琪讲）

催眠一直是很多人的好奇与疑惑。单纯地以为催眠中所见所月闻都是幻象，那可就犯了极大的错误。催眠可以制造幻想，却是解除幻象最快速有效的方法。最重要的是，人们能够由催眠中得到协助与疗愈。人的大脑共分为四种不同状态的脑波：β 波、α 波、θ 波、δ 波。其中 α 波，显示脑中正处于一种介于表意识层面与潜意识层面之间的脑波，α 波为优势脑波时，人的意识清醒，但身体却保持放松的，它会打开潜意识。在 α 波状态下，身心能量耗费最少，脑部所获得的能量较高，运作就会更加快速、顺畅，灵感及直觉变得敏锐，学习能力增加。有效的催眠引导，可以让人的脑波回到 α 波优势状态时，脑中的思绪呈现平静，这时候接收到的信息就能直接进入潜意识。

那么为什么要进入潜意识呢？人的潜意识是个惊人的记忆体，能够记载下所有的一切，你曾经做过的任何事，你曾产生的任何情绪，或者你体内所产生的任何能量。它就像一部超级电脑一样，唯一的差别，只在于电脑有垃圾桶，能够自由删除，潜意识却不能。催眠最常给人的误解之一，就是以为催眠就是睡眠。其实当人处于催眠状态时，身体会呈现一种深沉的放松的状态，意识却仍是清醒的，α 波为优势脑波。这种意识暂时性放松的状态，是一种持续、缓慢，感觉极佳的经历，这时候的思绪反而比完全清醒时更为清明，也更加接近没有被曲解掩饰的潜意识。以上是从催眠与脑波的联系方面进行的解读。

当你进入催眠的时候，你便能够重新经历自己的过去，这是因为你过去的所有记忆全部都记载在潜意识之中。催眠能够让人的潜意识自主地出现，与潜意识进行直接沟通。人的潜意识被遮盖时，造成与自我情感沟通出现障碍。被封闭的情感得不到解读，也会表现在身体上。这也是为什么情绪压抑的人容易得病的原因。而且被压抑的情绪得不到释放，只从身体上去考虑病情也很难治愈。

跟诊亮师期间，遇到一位病人，肾炎患者，有血尿。本来病情已经控制稳定，尿检红细胞指数也正常了。后来又因与爱人发生矛盾，情感出现问题，再复查红细胞指数又升高不正常了。情绪往往影响着身体健康，这也是为什么要进入潜意识去挖掘深层被积压的情绪，而催眠就是进入潜意识的途径，最后总结下催眠的好处。催眠是解读潜意识最好的工具，也是松解自我束缚的最佳方式，通过催眠的协助，可以使人进一步整合自我人格，帮助人进入深层的意识，直面负面情绪，而不是采取压抑或逃避的方式。

中医催眠

催眠源远流长，并不是西方才有，比如我们古代的巫术、法事，都有催眠的影子，典型的就是我们古代的摄心术。我们中医里的情志疗法就包含了许多催眠，徐灵胎先生有一案：一病人，看戏口渴，喝了辗里的水，快喝完的时候，看到水里面有许多小虫子，回家的路上就病倒了，腹痛不止，其他医生用了许多杀虫方药，都不能见功，最后请来了灵胎先生。灵胎先生一琢磨，这是个心病啊，于是用一些小绳子混在中药里，搓成丸，说吃下去虫子就会拉出来，让他打一盆水，拉在盆里，结果大便后，那些绳子浮在水里，真的就像一条条虫子，然后病就好了。这就是典型的一种催眠术：清醒催眠。张子和先生也有一个经典的医案：一位贵妇人被小偷惊吓，心慌心悸，忐忑不安。子和先生，让她趴在长凳子上，头下又放一小凳子，让她往下看的时候，突然用力击打小板凳，病几愈；然后每天晚上，让人用木棍划窗棂，弄出响声。子和先生说“平之”，就是让她觉得平常，病就痊愈了。古代中医大家有许多这样的医案，大家有兴趣，可以归纳整理。电视剧《女医·明妃传》里，谭允贤跟那道长学习的祝由术，也是种催眠，大家可以复习一遍，不用全部看完，就看谭允贤跟道长的对话那一部分就行了。

老师们都是临床达人，治病先治心（神），都了然于心，催眠就可以起到这样的作用。有一本书《我是个算命先生》，里面说以前做局行骗甚至会谋划几年，就是说，催眠的内涵很宽广，不仅仅是大家看到的催眠秀，也不仅仅是电视、电影里看到的。为了今天的分享，我昨晚温习了一遍《盗梦空间》，催眠给人植入新的意识，其实就是《我是个算命先生》里的做局，慢慢浸润，不知不觉。催眠无处不在，比如电视广告；比如你高高兴兴地穿了件新衣服去上班，你同事把你喊住，很认真地研究你的衣服，然后说一句，你的衣服，就扬长而去，这件衣服保准以后你不会再穿它。为啥有的人读书不认真，但成绩却很好，那是因为这些人学习的时候很专注，人一专注，意识就会隐藏，潜意识就会出来主事，而潜意识的能力无穷大。为啥把脉要虚静为保，以前有人解释说，把脉要环境安静，不是的，是要把脉者聚精会神、专注，一专注，医生就会进入催眠状态，一进入催眠状态，把脉者的潜意识就能看得清清楚楚。我修行功夫不行，但我大胆猜想那些修行者，坐在蒲团上跟徒弟说，谁来了，去山下接他，就是一种催眠状态，因为我很多病人和同道，听我的催眠词，就能看到经络运行。同道有可能是臆想，但有些病人从来没接触过经络，描述得一模一样。催眠没有太多的技巧，有人易感，有人不敏感，易感的人容易被催眠，易感也有许多要素，如天生的，超级信任医生的，好奇的，对世界充满探索欲望的。

我前几天喉咙痛，但是又答应请小伙伴吃龙虾，毁约不行，去吧，又怕会发烧，于是坐在那儿给自己催眠：你在喝一杯冰片水，冰片水慢慢划过咽喉，凉凉的，热气慢慢散开，从嘴巴散开，从鼻子散开，嘴巴和鼻子越来越热，越来越热，喉咙越来越凉。大概五分钟，开始咳嗽，咳了好多黄痰，喉咙就不痛了，晚上吃了龙虾喝了冰啤，第二天出去参学，讲了几天话，一点事都没有。南山寺，有许多一心念佛后癌症痊愈的，我觉得就是因为专注念佛，进入催眠状态，身体被自己的潜意识给修复了。所以《黄帝内经》一开始就教人要虚静，可以看出我们的老祖宗对人体人性，到了怎样的高度。万变不离其宗，中医催眠，也是引导病人专注，然后结合我们的诊断。我的中枢催眠词，许多人听了，骨头复位，脸部提升，脸型改变，专注后，就是一心，而相由心生。上次有个病人高烧，听我的咳嗽催眠词，她说开始不咳嗽，听了咳嗽催眠词，开始咳嗽，咳出好大一口浓浓的黄痰。我有个病人阳痿，我诊断是肠道导致的，就给他写催眠词，大意是，给他开了大黄牡丹汤，喝进嘴里有一点点的苦，喝下去，肠道会蠕动，肠道蠕动越来越剧烈，会拉肚子，他念了一个多月，阳痿就好了。还有听催眠词，使肾功能正常的案例，其实就是让病人收心摄神。有人有我的催眠词吗？麻烦发过来。大家可以从我写的催眠词看出，我们大夫可以结合人体，像电影《催眠师》，喜欢用怀表啊水晶球啊什么的来吸引人们的注意力，为何我们不能把那个点放在人体上？只要引导病人专注就行了。像，观息，观丹田，就是把那个点放在了人体上。

有些佛教徒念佛号其实也是起到催眠的作用。现在有很多人有念佛计数器，一天念一万号，这个对于我就不行，第一，我坚持不了，第二，我总会执着于数字。我觉得念佛号，首先要放下成佛的念头，也要放下念佛号有功德的念头，更要放下我很烦躁，念佛号可以使我平静的念头，要把佛号化为生命的一部分，要感觉念起佛号，心就有了依靠，一念起来就感觉满心温暖，没有任何向佛号索求的意思，一念起佛号，就会有那种满足感、愉悦感、享受感，就会出现一些反应，大家别执着，并不是打通了任督二脉，更不是你证道了，到了这种程度，也就是催眠，就会沟通我们的潜意识。因为催眠里有催眠易感性测试，易感性高的人，不打坐，不念佛号，只要安安静静，都会出现所谓的“功夫”，这种人，扎针针感也敏感，按摩也有气体。好啦，讲完了，可以提问了。

师徒问答

徒：那听催眠曲的时候是不是也应该静静感受着？

师：是的，听催眠词不能一边听一边做其他事。

徒：这种易感是相对来讲的吧，可以理解为专心致志的人更容易沉下心来吗？

师：是的！

徒：那您念佛号的时候，会讲究外在环境吗？

师：是的，不就是创造念佛环境吗？

徒：我听的时候有时候就会想怎么还不能睡着，脑袋也能放空，但是只是一瞬间。

师：不要去想，睡着是自然而然的。

亮师催眠词范例：

失眠催眠词

我知道，你很痛苦

你害怕天黑，害怕夜深人静

我知道，你很累，很疲惫

夜越深，你就越害怕，越辛苦

好像，没有人可以帮你

好像，没有人真正懂你

但，你热爱生活，并深深地爱着你的亲人

所以，你渴望治愈
渴望深深的睡眠
现在，我要对你催眠
只要，你对我完全的信任
你就会深入睡眠
现在，你会完全地信任我
会立即，不加思考地，去做我让你做的任何事情
你的膝盖好像敷着冰块
凉凉的，很舒服
冰块慢慢融化
越来越凉，越来越舒服
好像有根针
轻轻扎着膝盖
堵塞的地方，慢慢疏通
僵硬的地方，慢慢松软
越来越轻松，越来越舒服
全身的血管都安静下来
血液缓缓地流着
脑部的血管也安静下来
血液缓缓地流着
每一根脑神经，每一个脑细胞
都被血液慢慢滋养着
血液缓缓地流着
大脑沉沉的，晕晕的
你好像突然拥有了无穷的智慧

你的灵魂充满了力量
你从此喜欢天黑
喜欢夜深人静
床也变得舒服
全身软软的
好轻松，好舒服
全身的血管都懒懒的
血液缓缓地流着
眼皮沉沉的，好舒服
血液缓缓地流着
眼皮越来越沉，越来越沉

影像脉琴

与脉跳动，经气共振

前几年我讲过一套针法，叫频率针法，因为太猛，所以慢慢地就没有传授了。原理就是针跟经气共振，影像脉琴与这个频率针法类似。为啥后来把脉慢慢地都独取寸口脉，很多人讲了各种原因，这个我们不探讨。事实是，寸口脉可以摸出全身的问题，全身的信息都会反映在寸口脉。既然寸口脉是信息的载体，那么我们就可以反馈给它信息，手指跟着寸口脉一起跳动，就像太极的缠丝一样，不用力干扰它，也不脱离它，就随着它一起跳动，慢慢共振，就会形成其大无外的混沌之力，混沌之力就能运转阴阳。

现在开始练习，10 分钟后回到课堂。

众人反应

（一）

我刚给我太太做，她这两天有点偏头痛和小腹胀痛，我在和她的脉共振的过程中，发现这两个症状是她胸部膻中气机郁结导致的，继续共振下去，大概持续了 3 分钟，症状缓解了很多，现在她睡着了，我就停下来了。是不是还有催眠作用。

（二）

我给自己做打嗝比较明显，肚子有些不舒服。做了没几分钟就立马要跑厕所，排完轻松很多！可能是吃撑了。

（三）

很舒服，从寸口漫延至手心。

（四）

我自己给自己把脉，摸的是左手的脉，左半边身体是暖暖的，很明显，特别是腰骶部和左边脸。

（五）

老师，我怎么练完很想吐啊？

（六）

我摸左边脉感觉恶心，有痰排出。

（七）

搭的左寸脉，右手手心发热，太阳穴发热，头顶微微出汗，但是这段时间吃大黄䗪虫丸也有头顶出汗的现象，所以自己不好判断。

（八）

右手摸左手，过一会儿就一直打嗝，大概一分钟。

（九）

我是眼睛闭着坐着给自己摸脉的，只感觉越来越想睡觉，越来越困。

（十）

我是躺着做的，右手食指轻轻搭在左手寸口脉。像摸古琴琴弦一样，轻轻搭上去，不用力，随着它波动。很明显感觉四肢的气往小腹聚集、收拢，腹部很暖；膝盖和尾椎有很明显的复位感，有些疼痛，但不难受。明显有便意，现在要去洗手间了。

（十一）

右手搭左手，左侧小腹有明显感觉发暖。

师徒问答

徒：请问是手指也上下浮动？还是手指不动，只感受脉动？

师：手指跟脉一体。注意这不是把脉，不用那么准确，轻轻地搭在上面，能摸到脉搏就行。

徒：这是催眠吗？

师：是催眠，也不是催眠。不是狭义的催眠，是广义的催眠，催眠的边界太广。

徒：除了腹部感到有点暖，没别的感觉。

师：没做对，多练习！

徒：做对的情况是什么样的呢，有标准吗？

师：做对了，反应很大，看上面的讲稿。

徒：在做的时候是不是要专心感受脉搏的跳动？

师：不专心，怎么共振！

徒：把脉时有想吐的感觉，而且嘴巴里有很多唾沫，胃里热热的、涨涨的，想吐又吐不了，是胃病的表现吗？

师：是的。

气的思考

很多人扎针、转螺旋圈、听催眠词，都会打嗝、排矢气，我昨晚在火车上，念阿、呗（六字大明咒和佛号），也死命地打嗝。很多人说气是一种功能状态，我以前觉得很有道理，现在觉得不完全对。我前两天看邓铁涛先生的医话，说大量用黄芪会腹胀，这是真的，因为我治疗失眠就喜欢用大量黄芪，确实会腹胀；刘绍武先生用郁金，黄芪量的一半，就可以预防腹胀。其实我们的脏器，能保持好的形态，就是要靠气来充盈的，气虚，则脏腑无法充盈；没有气实，只有气郁结，只有局部的气实（就像吹气泡，那是因为气都郁结在气球里），整体是气虚的。脏腑气虚以后，形态不能被充盈，就会瘪下去，瘪下去后，就会导致空间变形缩小；比如肠道瘪下去，空间缩小，它的蠕动就会变慢。不知道大家玩过猪膀胱没有，乡下的孩子应该玩过，我们那时候会拿管子把猪膀胱吹大，当球玩，如果当时不把它吹大，过两天，里面就会粘连在一起，那就怎么都吹不大了。所以，气虚后，我们的脏腑会瘪下去，粘连在一起。气化精，精化神，因为没有气，脏腑空间变形缩小后，是不能很好运化的；不能很好运化，就产生不了精血；精血不足，全身缺血，神自然就乱了。简单地说，脑部缺血，肯定就稀里糊涂的了。所以理气药、破气药，都是大有讲究。为啥扎针、听催眠词、转螺旋圈，会打嗝排矢气呢？就是因为我们体内有滞气，而情绪最容易乱气，我们中医里面的七情，说得清清楚楚，典型的就是怒发冲冠。大家回头再把七情导致的乱气，认真思考一下，下节课讲理气药、破气药。虽然现在西医把细胞的组成研究得很透彻，但我觉得细胞的形态正常，也主要靠气的充盈。疤痕，特别是腹部的疤痕，也会导致气的紊乱。桂枝尖为啥可以治疗气上冲，我觉得是盆腔器官蠕动亢进，肠系膜痉挛。所以桃核承气汤和当归芍药散和大黄䗪虫丸、桂枝茯苓丸，可以解决很多疑难病。

师徒问答

徒：老师，脑梗死可以治好吗？

师：看什么情况，脑神经大面积坏死的，很难修复。

徒：请问为什么失眠用大量黄芪，失眠最直接的机理是在脑部吗？

师：我觉得失眠都是虚性兴奋。

徒：那为什么不补血？

师：血虚的也会加当归。

徒：老师，肠易激综合征能治好吗？

师：跟情绪有很大关系。

徒：哦，完全靠自己吗？有什么好药调理吗？

师：听催眠词。

得神者昌，失神者亡

因为最近一直在看武侠，加上云南游学，感觉最近有很大的突破，就是对神的理解。我一直在反思一个问题：我们真的在治本吗？这是一个很痛苦的问题。病人感觉症状好转或者消失，就是治愈了吗？但这是所有医务人员终身都不能回避的问题。现在症状好转或者消失，以后呢？会不会埋下了其他问题的祸根？所以，医者都是郁郁寡欢的，如果下定决心要跟一位医生走到一起，一定要在心理上做好准备，因为不但病没治好不开心，即使治好了，也会不开心。审视整个治疗过程，是让机体饱满通透了？还是杀鸡取卵了？这就是医者良心，很孤独。

现在看病，六经辨证，三焦辨证，脏腑辨证，看似好像没什么问题，但没有《黄帝内经》上说的守神。当然大家也可以说，身体调理好了，自然就有神了，这些问题我们不争论。《笑傲江湖》开场，岳不群君子剑是很厉害的，中医亦然，什么方法都能治病。但我们作为一个中医，扪心自问，我们到底治好了多少病？虽然病人的生活习惯、饮食习惯、性格，会影响疾病的走向，但我们真的不能治好了就觉得自己很牛，治不好就把责任全归到病人这方面。我们中医一辈子要走在否定自我的道路上，也许终其一生，还有许多病都治不好，至少我们一直在进步。

看脉有没有神，主要是看脉象安静与否。和缓安静的脉就是有神。不和缓不安静的脉，就容易出躁象。躁急有力是实性的亢奋，用承气汤类和白虎汤类；躁急无力的，用炙甘草汤。躁急干枯的，用麦门冬汤；躁急烦的，用天麻钩藤饮；躁急不安的，用甘麦大枣汤。神一安，身体就进入自我修复，神不安，药效就差。这就是为啥《黄帝内经》那么注重调神。

师徒问答

（一）

徒：按调神的思路，是不是就不用管症状了？

师：要管，以调神为主。

徒：调呼吸是不是也可以调神呢？

师：可以的。

徒：有时心很慌是不是心神不安，如何调理呢？

师：心很慌，有可能心血不足，有可能消化系统不好，有可能是颈椎不好。但肯定是心神不安。

徒：心情很烦躁，越烦躁就越急，越急就越堵，心就静不下来，要怎么调神？

师：这就得配合扎针吃药了。

徒：老师，症状治好了，会不会埋下其他问题的祸根？这个问题，上临床时我也在想，还在想我治疗的远期疗效，跟踪调查。为何治好了，又犯了，下次来，效果又没上次那么好？这是我们在治疗过程中没有调神的原因吗？还是别的什么呢？请老师指点。

师：这是一个复杂的原因，有一种就像捅下水道，开始捅开了一些，但其实堵得更实了，所以治病绝对不是要靠猛药。见效快可能副作用更大，因为怎么都避不开“洗池塘理论”。那些被伪火神派治过的病人，调理起来，漫长而持久，本来是一滩水气，全被附子烤成硬疙瘩，硬疙瘩化开就难而漫长了。

徒：老师，身体太累，就没有转螺旋圈，想着好累应该很快就会睡着，但是我错了，反而更睡不着，这也是神不安吗？为什么呢？

师：虚性亢奋。昨天有个病人，我摸脉虚性亢奋。我说，你的脉虚性亢奋，睡眠不安。他说是的，老睡不着。可以试试炙甘草汤。

徒：我那天用亮师教的影像脉琴后，就出现这种虚性亢奋，是我学偏了的原因吗？

师：那是因为身体开始修复了，继续做影像脉琴。

徒：经常是在半夜2点到3点醒来，难再入睡，怎么办？

师：有可能是睡觉姿势压迫了肝胆管。

徒：坚持在吃大黄䗪虫丸的朋友，可能也会有烦闷的情况。我就有，这也是身体在调整，不用担心，是吗？

师：是的。

（二）

徒：少阴部，脉沉细，但欲寐和虚性兴奋是阴阳的两极状态吗？

师：是的。

徒：吃大黄䗪虫丸会腹泻两次，这算是在修复吗？吃了大黄䗪虫丸，尿特别特别黄，脸上斑变深，整个人黑了好多，腰也酸胀难受，是正常现象吗？

师：是的，身体在排毒。

徒：老师，我右手鱼际酸胀痛。

师：手诊上看是胃萎缩。

徒：可以扎排胃水针吗？

师：可以。

徒：您刚才讲的伪火神派，用附子把什么烤成疙瘩，能再讲明白一点吗？

师：一些痰湿，会越烤越凝结。我用附子量不多，除非脉萎靡无力，就用几克。

徒：用四逆汤打底，是不是会削弱亮师刚才说的烤干的情况？

师：我不知道，我没得到火神派的真传。但一味用大量附子，绝对有违火神派真谛。

徒：老师焦虑症有什么好的治疗方法？大黄䗪虫丸可以吃吗？

师：可以服用，治焦虑症扎阳和针法。

徒：吃大黄䗪虫丸身体发热是怎么回事？

师：气血循环通畅。

徒：老师，我脚上有一个不小的伤口，最近在结痂，但没愈合，会不断有细胞液分泌出来，像化脓，请问这段时间能吃大黄䗪虫丸吗？上次拔易罐起水泡也挑破了，个人还有这个情况。

师：可以吃，易罐拔出了水泡不要去挑破。

火神派的冷思考

今天我就想谈一谈对于被一些伪火神派误治的病情的感想。看郑钦安先生的火神三书（《郑钦安医学三书》），也是有阴有阳的，绝对不是市面上的一味用附子。我们知道，如果是单纯的水汽，风一吹，太阳一晒，火一烤，就被汽化了。但如果是粘痰水湿，就像一锅粥，一锅糨糊，水越干越黏稠，再烤就成烧炭了。比如，痰湿越来越小，越来越坚固，见效是快了，但一旦成了硬核，调理起来就非常棘手了。这就是我很讨厌的那种情况，许多医生治疗囊肿，做个检查，发个“说说”，治疗两个月说囊肿小了一半，觉得很了不起。当然我以前也是这样，但后来就治不动了，再怎么治都很难再缩小，就很有可能是像一个松软的馒头被捏小了，变得更紧致，更不好调理了。

现在市面上的关于火神派的书，都是断章取义，从《黄帝内经》、古文化和各种经典里截取对自己有利的片段。太阳是很重要，经常听果农说，今年收成差，水果不甜，因为雨水太多了。但我们看电视也经常看到，大旱之年颗粒无收，阳主阴从是对的，但没有阴，常年干旱，太阳也很难生出真阴来，下一场雨，生机就来了。善补阳者，阴中求阳；善补阴者，阳中求阴。这句话很多人理解是补阳药佐点阴药，补阴药佐点阳药，这是很片面的。其实这句话的意思是，孤阴不生，孤阳不长。常年下雨，不见太阳，没有阳（太阳）来蒸腾，就是死阴，就是阴邪；常年干旱，没有阴（雨水）来媾配，就是孤阳，就是阳邪。所以这都不是真阴真阳。

景岳先生的意思，一定要阴阳交媾，生出真阴真阳，而真阴和真阳是同体而异名，他说的补阴补阳，是生出真阴真阳，绝不是补阳药佐点阴药，补阴药佐点阳药。所以，敢用附子的医者不一定是火神派，其实可能就是个猛夫。我看了好多这类病人，生附子一剂一百多克，吃一年多，仍然怕冷，我用温病轻轻宣透的方法，病人反而不怕冷了。希望大家认真看看郑钦安先生的医学三书，不要一味孟浪用附子。

师徒问答

（一）

徒：如何把握是阴虚阳虚？

师：不管是阴虚还是阳虚，真阴真阳都是虚的，四诊都得合参。

徒：请问温病轻轻宣透是什么意思？

师：请看赵绍琴先生的书。

徒：能举一个用药生出真阴真阳的例子吗？

师：任何病，最后痊愈，都是阴阳交媾，生出真阴真阳。

徒：封髓丹用于阳虚欲脱的病人，真的可以吗？

师：好像不行。

徒：一年四季经常鼻子尖凉，冬天脸热，脚冷，是阳虚吗？

师：可能是。

徒：王老师，我们通常遇到虚火上炎的情况，是不是实质上是真阴真阳同时都是虚的，不只是阴虚会产生虚火，阳虚也同样会产生虚火？

师：是的。

徒：怎么辨别治疗过程中身体化生出真阴真阳，有什么征像吗?

师：脉会越来越和缓通畅。如果越治，脉越缩，即使当时好转，以后必有后患。就像捅下水道，猛力捅，捅开了一个小孔，水能下去一些，过两天再堵了，再捅，就滴水不通了。

徒：这种堵的解释，是不是药物借用了脏腑的一些功能，反而又消耗了脏腑的本有元气，其本质还是要找到脏腑的问题呢?

师：这是一方面的解释，其实就是微循环更堵塞了。微循环堵塞了，脏腑气血循环差，功能自然就弱了。

（二）

徒：能够使阴阳交媾、生生不息地生成真阴真阳，前提是通道必须通畅，出入开合正常，才会有升降浮沉?

师：也可以说，升降出入也是一体。升降不好，自然出入不好；出入不好，自然升降也不好。

徒：升降出入有能着手处吗?

师：没有，皮部汤是从调出入而调升降。

徒：个人认为火神派对三阴病，特别是少阴病的研究很重视，反而对三阳表证或者三阴的表证理解就不那么犀利了，所以导致临床上很多表散的问题没有得到重视。

师：不能妄下结论，卢崇汉老师有桂枝法，只是现在许多人对热郁不够重视了。当然，火神派可能有法门，但一些伪中医，没有热郁的概念，只知道有阳虚。现代人，表证多，热郁多，建议大家一定要看奚九一先生的书。

徒：现代人，表证多，热郁多，用什么方药？

师：不是一句话能说清楚的，可以看看赵绍琴老师的书。

徒：表证多，热郁多，是不能用姜桂附子吗？

师：在我的知识纲目里，我不会用，也不敢用。

徒：不是说附子通行十二经络，热郁与阳虚，不都能迎刃而解吗？我也在病人身上用过很多附子，收效甚微，很困惑。

师：那威灵仙、艾叶、穿山甲还通行十二经络。那仲圣只要写一个四逆汤就行了，干吗洋洋洒洒写一本《伤寒杂病论》？大家一定要记住：叶天士、吴鞠通、张锡纯诸贤，伤寒绝对学得不比我们差。我比较喜欢吴生元先生的扶阳理论，他的《扶阳理论与临床实践》可以买来看看。

“洗池塘理论”和“洗衣理论”（黄佳美讲）

首先我们来讲讲“洗池塘理论”，不知诸位同道是否看过洗池塘？我出身于农村，小时候性子野，跟着兄长到处玩耍。哪里洗池塘就爱往哪凑，因为一洗池塘，就意味着可以抓鱼。我记得那时候洗池塘，一般会先将池塘里的水通过渠道排掉三分之二，剩下三分之一的时候，大人穿好皮衣，把鱼捞起来，然后开始大范围搅动池塘底部的淤泥。洗池塘，绝不是把水排干净就可以，真想把池塘洗干净，就必须把池塘底部的淤泥清理掉。这时，整个池塘就会散发出一股奇怪的味道。深部清理池塘，要持续好几个小时，相对于“放水”的过程，那真的是既锻炼体力，又考验耐力。等池塘的淤泥清理干净了，撒上石灰粉消毒。再通过另一个渠道将新鲜水引进，过一个晚上，池塘“风平浪静”了，再把鱼放进池塘。

那么，另一个“洗衣理论”又是怎么回事呢？我记得念小学的时候，有一年暑假住在堂姐家。有一天，一个年轻的小伙子来做客，聊起自家太太。大概是说，前几天下地干农活，新买的白衬衫袖口不小心沾到了机油，当时没处理；结果第二天，太太拿到河里洗，看到袖口上的机油很不舒服。于是放了很多洗衣粉，开始用手搓，后来觉得太费劲，于是拿刷子刷，可着劲刷。刷一会儿，干净一些，觉得不够，再加洗衣粉，继续刷；刷完，还不够，继续加洗衣粉，刷；结果刷了一个上午，终于刷白了，但袖口也被刷出一个破洞，害得新衬衫变旧衣服，哭笑不得。为什么讲这件事情呢？我们平时穿的衣服，只是沾到灰尘之类的，稍微用温水清洗就好；沾到油渍、污垢类的，必须用洗衣液泡一泡才好洗。还有很多人换季拿出来的衣服，领子上会有黄色的污渍。这时候用洗衣液泡一泡，再用刷子刷一刷，很容易就干净了；但如果一拿出来，还没泡就去刷，刷半天都不见得取效。

那么，“洗池塘理论”及“洗衣理论”与中医有什么关系呢？我们知道，人体的痰饮水湿种类繁多，且分布广泛，无处不在。表层的水湿、痰涎，就像池塘表层相对干净的水一样，比较容易清理。注意啦，这个“相对干净”，真的只是“相对”于池塘底部“淤泥”显得干净，本质还是“脏”的，否则怎么会要“洗池塘”呢？而我们人体深层次的顽痰，就像池塘底部的“淤泥”一样，牵一发而动全身，一旦轻易搅动，整个池塘就会奇臭无比。对应到临床，我们在治疗一些疾病时，一旦“大刀阔斧”进行改革，势必引起身体的其他反应。所以，我们要“慎于始”。而“洗衣理论”呢，就是提醒诸位，对于“污渍”，即顽痰，一定要先“浸泡”，即“润”，然后再借助其他方法，进行深层次的清理。千万不要像我讲的故事一样，见到“脏东西”就“猛攻”，最后，“污渍”去掉了，衣服也“毁”掉了。

这两个理论，主要针对的是痰饮病症。在临床上，痰饮水湿的层次、深度，一定要严格把握。微润，化开，才能进一步治疗。千万不可一味“猛攻”。比如糖尿病的治疗，糖尿病脉象主要表现在关尺之间。如果关尺之间很脏很堵，血糖一般都高，但尺脉不一定发热（注意，血糖高不一定是糖尿病，糖尿病的诊断另有标准）。从西医来说，糖尿病是胰岛细胞胰腺出了问题，而我认为应该包括胰腺跟小肠接口的问题，也就是胰液分泌不通畅。所以临床治疗上，我们的目的是要让小肠挪动起来。根据临床观察，糖尿病主要表现在燥，当然，也有热和痰。所以治疗上主要是润燥，用沙参、玄参、当归、麦冬之类。糖尿病有痰，而且多是燥痰、胶结的痰，这是一般情况；也有单纯表现肠道寒而不挪动的；也有表现脏东西多肠道不挪动的。归结起来，主要是三个问题，一个是燥，一个是脏，还有一个是小肠寒。所以治疗上，你不能一味地去扶阳，也不能一味地去暖小肠。因为里面燥结有痰的时候，必须去润它，润开了之后再去扶阳暖小肠。所以糖尿病艾灸效果最好。现在很多人小肠里面虽然脏，但却是一种燥结。既要用大黄芒硝之类的把它攻下来，还要去润它。增液承气汤，在糖尿病初期效果很好。但不能长年吃，否则容易导致寒凝。润开之后就要开始暖肠，以小茴香和附子相配，就进入小肠系统。有些小肠寒的，上热下寒的，就加木通（通草），把上面的热引到下面去。如果中焦堵的就先调中焦。这就像我们的“洗衣理论”一样，先用洗衣液把污渍浸泡，软化，再用手搓，事半功倍。或者像我们的“洗池塘理论”，要处理深层次的“淤泥”，千万不可以一上来就“翻云覆雨”，而要先把三分之二的水排干净，再慢慢清理剩下的“淤泥”，否则，整个池塘都会“奇臭无比”。临床治疗这类疾病时，千万不能“单刀直入”，要一步一步进行，等时机成熟，方可“一蹴而就”。所以，治病有层次。而生活小事，也渗透医理，所以大家在日常生活中，要去多观察，多琢磨，多思考。（关于这篇糖尿病治疗的文章，大家可以到影像中医网站细看，是由同门师兄陈志鹏整理的。）

师徒问答

徒：我大姐诊断出糖尿病，需要吃啥来润呢？

师：这个需要把脉才能开具体的方子。

徒：请问一下，糖尿病的艾灸，是不是也要先清理“淤泥”才能进行呢？

师：艾灸要慎重。

徒：请问，糖尿病的病人会出现脚发青，而血糖检测值不高，为什么会这样？

师：全身阳气输布出现了障碍。

徒：要注意什么？或者怎么治疗？

师：这个需要患者更多的信息，才能指导治疗。

徒：肠道脏如何来界定的？

师：看这个人的脸色，大便。

徒：我每天都咳痰，吃完饭咳。

师：这个应该是肝寒。

徒：肝寒发展下去会不会肝硬化？

师：这个我无法预料，您给的信息太少。

徒：我每天都会有粘痰，很难咳，像果冻一样。

师：上焦郁热。

徒：像这种情况可以艾灸吗？

师：最好不要。

徒：每天早上起床的时候总感觉喉咙有痰，需要咳嗽清嗓才舒服。

师：那应该是有咽喉炎。

徒：咽喉炎可以塞鼻咽丸吗？

师：可以塞，九窍一窍，具体的看诊请准备好四诊资料。

徒：您刚刚讲到糖尿病用艾灸效果最好，请问哪种情况下我们可以用艾灸？穴位的选择是不是也是先化痰再润燥？

师：糖尿病患者的艾灸，需要找专业医生指导，因为艾灸掌握不好，很容易烫伤，引起感染。

徒：中医能治好糖尿病吗？很多糖尿病患者控制血糖了，是不是就算好了呢？

师：先生几年前就攻克了糖尿病的治疗，控制血糖会反复。

徒：亮师的病人不用吃药，血糖水平一直正常吗？

师：治疗糖尿病，需要耐心，通过调理后，是可以恢复到正常值的。

徒：治疗糖尿病一般需要多长时间？我说的是病人正常的配合下。

师：每个人病情不一样，无法预料，要见过患者之后，才能判断。你在九江的话，找先生很容易的。

徒：老师，咽喉炎除了可以塞鼻咽丸，还可以用皮部汤泡脚吗？

师：可以的。皮部汤是全身调节。

附 录

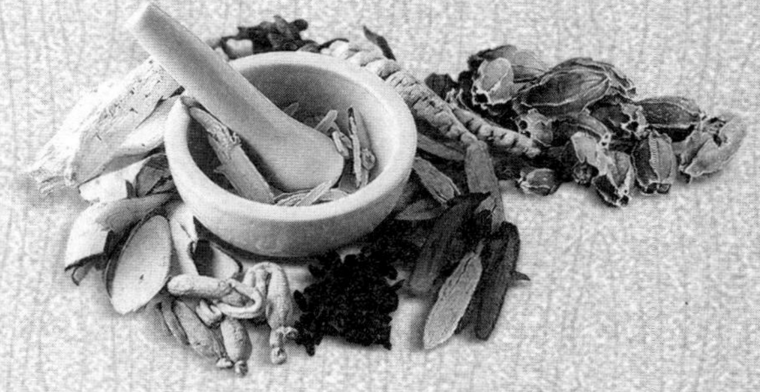

视觉的闲言碎语

——《换个角度悟中医之变形记》读后之妄想

看完全书，感觉全书的灵魂，就藏在书名中。记得当时亮师为取书名征稿，我当时的建议是“中医真是你想的那样吗？”对比起来，高下立分。我的书名明显落入窠臼，容易产生分别心与是非好坏心。中医到底如何，不同层次、不同角度有不同答案，各有各的样，未必你的那样就对，未必你的就真，假若那样为名，也暗藏着我慢。而换个角度悟中医，就如一个谦谦君子，给你娓娓道来不一样的中医，站在不同角度开启适合你的那一扇心门。

换个角度，是突破自我禁锢之门的钥匙，是螺旋前进的前提，是辩证法的灵魂。做人能够换个角度，你就知道将心比心；做事能够换个角度，你就会懂得随机应变。

那为什么一定非要换个角度呢？

第一，我们肉眼可见的物质世界是立体的，而不是平面的。立体的东西是多面的，而我们的视线是直线的，不会拐弯。所以站在任何一个面上看问题，都必然有它的局限性与片面性。站在任何一个固定的角度看问题，都犹如盲人摸象，各执一词、自以为是。

第二，我们的肉眼产生的视觉，并不一定真实，所谓“百闻不如一见”“眼见为实”等俗语，都不一定是正确的。因为我们的所“见”，本身就分很多种。六根都有见。眼可看见，耳可听见，鼻可嗅见，舌可尝见，身可着见，意可想见。同样都是见，因根不同，所见即异。眼见则为色，耳见则为声，鼻见香，舌见味，身见触，意见法。见同一物，换个角度，用不同根，所见则异。

第三，站在生成论整体观的角度，道生一,一生二,二生三,三生万物。万物是生生不息的，瞬息万变的，我们观察运动的东西，就不能停留在一个固定的角度看，要动态、辩证地看待问题。视野不开阔，思维难突破，最后就会闭关自守、坐井观天。

《易经》给了我们很多启示。为了教会我们换个角度思考问题,《易经》用了“错综复杂”来演变八卦。错卦，就是两个卦相对应的每一爻阴阳属性都是相反的，比如乾与坤卦。错卦也叫反卦或正对卦，错卦教人要站在横向角度正反相对看问题，常用于平级关系；综卦，就是两个卦相互颠倒，完全倒置。比如兑与巽卦。综卦教人要站在纵向角度上下交换看问题，常用于上下关系；复卦，一义为六爻卦；二义为纯卦，上下卦重复叠加。复卦教人要反复琢磨、仔细周全地观察问题；杂卦，与纯卦相对，上下卦不一样，里面有交互卦。杂卦教人要彼此相互照顾地看问题，阴阳互藏。

换个角度，就是提示我们要从错综复杂的多个面、多个角度来思考问题，解决问题。不要墨守成规、固执己见。要学会突破自我，坚持敢于否定与怀疑的精神，通过不断地否定与再否定，形成螺旋递进式不断进步向前。

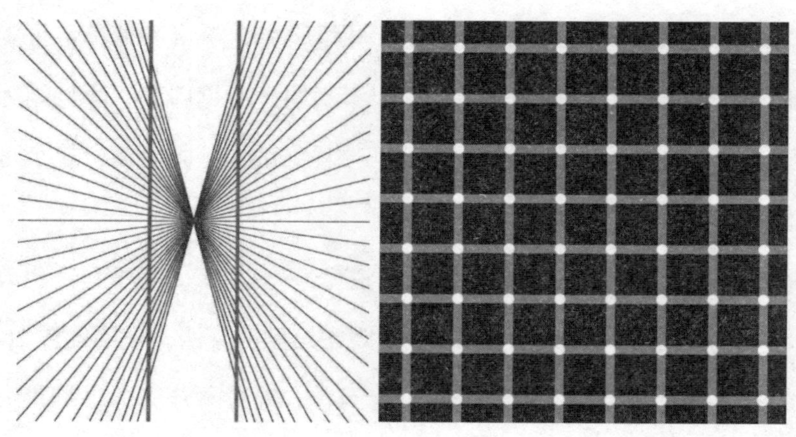

从上图可以看出眼睛的欺骗性。明明是直线，我们却看成曲线，明明是白点，却会看到黑点。这就是我们眼睛的欺骗性。其实不单我们的眼睛会欺骗我们，我们的耳朵、鼻子、舌头等感官都会欺骗我们。我们的所见所闻，所有感官接收器，都不是客观的，都是主观有选择性地去接受我们的世界。我们感知的世界，都是随我们的心攀援外界的尘而得出的世界。简而言之，我们所看到的世界，只是我们意识里想看的世界。比如很常见的“视而不见”“充耳不闻”现象，都是因为如此。心不在，物现前，则视而不能见；心不在，声乐起，则充耳不能闻。再看下图。

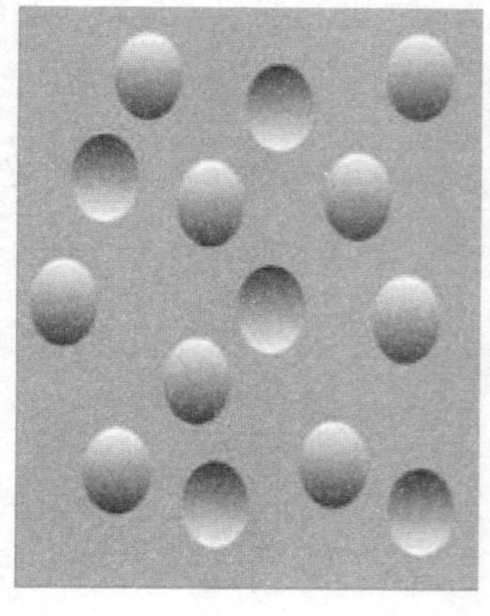

图一

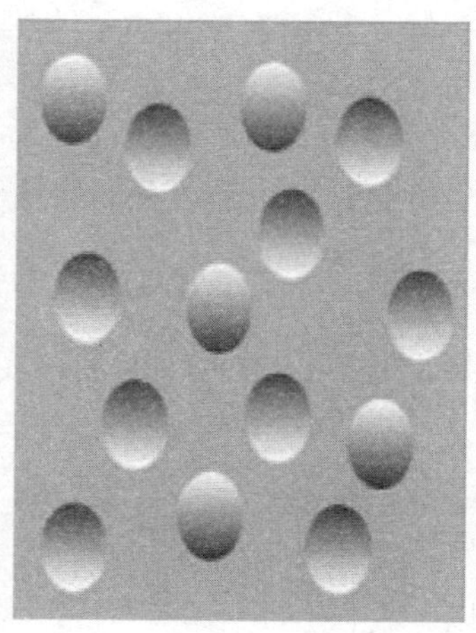

图二

我们先看图一，似乎有五个圆是凹陷下去的，其余九个是凸起的。但如果换个角度，把这张图片倒过来呢？就是图二，发现完全相反，之前五个凹陷的全部都凸起了，另外九个又变成凹陷的圆。

这是为什么呢？这主要因为我们人类的经验积累与基因遗传综合的结果。人类诞生之初，太阳就在我们的头顶。我们所看的一切东西，能感受到光从上面、前面照过来，一个物体，凸起的部分自然就亮一点，凹陷的部分自然就暗一点。我们大脑经过长年的经验积累及基因遗传，默认上面亮下面暗的物体就是凸起的，反之就是凹陷的。这是人类的共性，也许是生物的共性。这种经验与观念，是根深蒂固的，在多数情况下，人的经验是人类进步的基础，但同时，根深蒂固的观念与经验，有时候也是进步的障碍，让我们离事实真相越来越远。所以传统文化很提倡内求，外界的知识都是我们感官攀援的结果，越来越多，越来越杂。庄子讲“吾生也有涯，而知也无涯，以有涯随无涯，殆已。”老子讲“为学日益”。“为学日益”不是目的，它是用来辅助为道日损的。损之又损，就是损掉一切阻碍我们深入智慧之海的既往知识与经验。在初步阶段，“为学日益”是有必要的，包括一切言行，积累为道的资粮。但积累资粮不是目的，不能一味地沉迷于资粮，我们不能忘记了“为道日损”。为学为道既可以有先后，也可同时进行，相辅相成。益的过程，类似于入世；损的过程，类似于出世。一益一损，阴阳之道。最后是不益也不损，不增不减，以至于无为，这样我们就越来越接近事实真相。所以在某个层面，就会产生“知识障”。

人的共性经验都会失真，何况不同的人。每个人都有不同的先后天环境，每个人的思维与经验都不同，同一事物，不同的人，所看的象就不一样。即便是同一事物，同一个人，站在不同角度看，也会产生不一样的结果。所以，在极性世界里，任何事物都是相对的、运动的，理论也都是有其局限性的。没有谁的理论是绝对正确的，用语言或文字可以表达出的理论，就一定有它的局限性。因为真正的道，是讲不清说不明的，所以老子叫“道可道，非常道”。话一出口，就已开始远离真相，而非事实本身。所以佛陀讲经说法四十九年，最后说他没有说过一句话。事实上，真正的道，只有踏实去做，最后证道，最终是证出来的。语言文字只是道的载体，都是指月之手，而非那个月。所有的经典，都在不同层面、不同角度尽力向我们指向那个月，我们又各自因所站在地球的经纬度不一样，抬头看月的时间不一样，所看的月相自然不一样。当然我们不能否认手的重要性，手是用来应证的，应证我们路线和方向有没有问题，应证我们处于什么位置，处于哪个层次。

接下来我们来妄谈一下“影像”。凡物有体，体和影之间，有一个介质光。无光则无影。影和像之间，有一个眼睛。没有人的眼睛来观，就无所谓像。光影成像，和我们眼睛能看见物体的原理一样，所见之物的光，经过瞳孔落在视网膜上，形成一个上下倒置，左右相反的像，然后视神经把信号传递给大脑，综合分析后，又还原一个与实物一样的像留在我们的意识中。这里要特别注意的是，我们的视网膜接收到的信号是与实物左右相反，上下倒置的。而让它还原的，是我们的大脑，我们大脑本能的经验处理。有科学家做过实验，让人戴上特制的眼镜，使所见物体上下颠倒，左右相反，这样落在视网膜上的像就和实物一模一样、正立不反。然而，戴上这眼镜的人，看到的世界却全是倒立相反的。为什么在视网膜成像是正立不反的，我们却感觉是倒置相反的呢？这就是我们的大脑没有调整过来，本能经验性地按老规矩处理，却没想到受骗了，反而给生活带来了烦恼与不便。不过，科学家做过试验，继续让试验者带这样的眼镜生活，经过一段时间后，试验者慢慢能够调整过来，大脑逐渐适应与理解了，世界又重新回到原来的样子。这个有趣的现象，说明我们所见的世界，与真实的世界，“想”去甚远，上下可以颠倒，左右可以相反，最后决定这个像的，还是我们的大脑，我们的心，而不是我们的眼睛，不是我们的感官。

影像和《黄帝内经》里的应象应该是有关联的。影，为了说明有光参与；像，是为了说明有人参与。而应象，则不强调人，也不强调光，只是自然的相应，同气相求。天有什么，地成什么，人应什么。应象强调的是同气相求，同声相应。所应之象，形质不一定一模一样，但内在的气是一样的。影像之像，是直接原物的再现，形气都和原物一样，但虚实不一，质地不一。所以，影像是以虚还实，是一个类似于克隆现量的过程；应象是同气相求，类似于生命形成的过程。影像中医，我的理解就是心如静水，让一切事实清楚而真实地再现，影像成立于心之水面，心自然而然感受到了来龙去脉，所因所缘如电影般在心面上放映，若出现异常，则损有余而补不足，以平为期。影像是直截了当地再现，离事实真相更近。但对心的要求很高，心越平静者，水面越如明镜，所映之像越接近事实。心一乱，心海波涛起伏，是成不清像的。所以影像，不只用于中医，用在任何领域都是可以的。

一切理论，只是在特定的条件下才有意义，在其他条件下也许就不对了。一切法，都是应机而生，循业而现，法无定法，说得越多，离事实越远，唯有自己去亲证。

闲言碎语，继续下去没完没了，就此打住。妄想之言谈，还望没有污染大家的感官。

谢谢!

陈厚全

2017 年 8 月 27 日